Stephan Matthias Oberück

Entwicklung und Evaluation eines fall- und webbasierten Trainingsprogrammes (d3web.Train)

als begleitender Kurs zur Vorlesung der klinischen Immunologie/Rheumatologie an der Universität Würzburg

disserta
Verlag

Oberück, Stephan Matthias: Entwicklung und Evaluation eines fall- und webbasierten Trainingsprogrammes (d3web.Train): als begleitender Kurs zur Vorlesung der klinischen Immunologie / Rheumatologie an der Universität Würzburg, Hamburg, disserta Verlag, 2014

Buch-ISBN: 978-3-95425-274-9
PDF-eBook-ISBN: 978-3-95425-275-6
Druck/Herstellung: disserta Verlag, Hamburg, 2014
Covermotiv: © Uladzimir Bakunovich – Fotolia.com

Bibliografische Information der Deutschen Nationalbibliothek:
Die Deutsche Nationalbibliothek verzeichnet diese Publikation in der Deutschen Nationalbibliografie; detaillierte bibliografische Daten sind im Internet über http://dnb.d-nb.de abrufbar.

© disserta Verlag, Imprint der Diplomica Verlag GmbH
Hermannstal 119k, 22119 Hamburg
http://www.disserta-verlag.de, Hamburg 2014
Printed in Germany

Inhaltsverzeichnis

Tabellenverzeichnis

Abbildungsverzeichnis

Diagrammverzeichnis

1 Einleitung

1.1 Allgemeine Überlegungen

Die Hochschullandschaft in Deutschland war in den letzten beiden Jahrzehnten großen Veränderungen ausgesetzt. Durch die enorme Wissensexplosion der Menschheit kann eine Universität weder das „Wissen für ein ganzes Arbeitsleben" während des Studiums vermitteln, noch kann sie ihrem früher innegehabten Auftrag nachkommen gleichzeitig eine breite allgemeinbildende Ausbildung zu gewährleisten. Des Weiteren hat einmal erworbenes Wissen eine stetig kürzer werdende Halbwertszeit. *„Wer in der Wissensgesellschaft Schritt halten will, muss lebenslang lernen".* (Bertelsmann Stiftung, Heinz Nixdorf Stiftung (Hrsg.), 2001) (Gemeinschaften, 2000)

Im Studium der Humanmedizin lag der Fokus der Lehre bisher auf dem Faktenlernen und war durch eine weitgehende Trennung des Erlernens theoretischer Grundlagen in Vorlesungen und Seminaren und deren praktischer Umsetzung gekennzeichnet. Praktisches Wissen eigneten sich die Studierenden vornehmlich im Rahmen von Famulaturen und des Praktischen Jahres sowie in einzelnen Übungskursen an Phantompuppen an.

Mit der Einführung der neuen Approbationsordnung (im Folgenden abgekürzt mit „ÄAppO") (Bundesministerium für Gesundheit, 2002) am 27. Juni 2002 wurden große Teile der bisherigen medizinischen Ausbildung tiefgreifenden Änderungen unterworfen. Die Vorgabe des Gesetzes ist eine – mehr als bisher – problemorientierte, fallbasierte und interdisziplinäre Ausbildung, die im Kern eine stärkere Verknüpfung von Theorie und Praxis aufweist, um die Studierenden näher am Beruf auszubilden. Deshalb werden durch die ÄAppO unter anderem auch neue Unterrichtsformen gefordert, um den Studierenden eine verstärkt interdisziplinäre Ausbildung zu ermöglichen. Ferner soll ein lebenslanges Lernen antrainiert werden, was in einem sich schnell und breit entwickelnden Fach - wie der modernen Medizin - eine Grundvoraussetzung darstellt, um zu der in der ÄAppO geforderten ständigen Weiter- und Fortbildung befähigt zu sein.

Die Fakultäten erhielten mit dem Inkrafttreten der neuen ÄAppO größere Freiheiten zur Umstrukturierung ihrer Lehrveranstaltungen. Diese neue Freiheit brachte gleichzeitig aber die Verpflichtung mit sich, die vermittelten Inhalte in Klausuren zu überprüfen. Das bedeutet für die Universität im klinischen Abschnitt des Medizinstudiums Prüfungen in 22 Hauptfächern und 12 sogenannten (interdisziplinären) Querschnittsfächern durchführen zu müssen. Diese Überprüfung der Lerninhalte erfordert gemäß dem „Assessment drives learning" (Wass V., 2001) neue aufwändigere Prüfungsmethoden. Die Umstrukturierung oder Neugestaltung von medizinischen Curricula ist von den jeweils verfügbaren menschlichen und finanziellen Ressourcen (der jeweiligen Fakultäten) abhängig, die durch die neuen Regelungen stärker beansprucht werden dürften. Die Möglichkeiten einer großzügigen Umsetzung der geforderten Modifikationen sind begrenzt, da es die Hochschullandschaft in Deutschland in Zeiten knapper werdender Mittel trifft. Aber auch die personellen Ressourcen sind knapper geworden. Die im Zuge der Umstrukturierung des Gesundheitssystems eingeführten DRGs (Diagnosis Related Groups) (Wikipedia, DRGs, 2008) erhöhen gleichermaßen den Patientendurchsatz sowie den Dokumentationsaufwand und binden die personellen Mittel. Es liegt also nahe, dass verschiedene Fakultäten verschiedene Wege werden finden müssen, um die bestehende Lehre gemäß den Vorschriften zu modifizieren. In diesem Buch soll einer der Ansätze, der an der Würzburger Universität eingeführt wurde, näher erläutert werden.

1.2 Problem-Orientiertes Lernen

Ein Ansatz, um die Lehre an die neuen Vorschriften anzupassen, ist die Anwendung des Problem-Orientierten Lernens (POL), ein Ende der 60er Jahre aufgekommener Ansatz, welcher lerntheoretisch dem Konstruktivismus (Wikipedia, Konstruktivismus (Lernpsychologie), 2008) zugeordnet werden kann (Thömen).

Doris Thömen definiert POL wie folgt:

„Zusammenfassend lässt sich das POL im engeren Sinne als einen interaktiven, auf bestimmte Problemstellungen ausgerichteten Lernprozess beschreiben. Ausgangspunkt für das POL ist eine Problemstellung oder ein Fallbeispiel aus der Berufspraxis, wie zum Beispiel eine Krankengeschichte oder ein Beschwerdebild.

Ziel der problemorientierten Lehre ist es, die Studierenden zur Erfassung und zur erfolgreichen Bearbeitung von komplexen (praxisnahen) Aufgaben zu befähigen."

Entscheidend für den Lernerfolg ist daher nicht alleine die Lösung eines Problems, sondern die Strategie der Problembearbeitung im Sinne der Problemerfassung und des damit verbundenen gezielten Nachforschens und Wissenserwerbs. Auf dieser „neu geschaffenen Wissensbasis können wiederum Entscheidungen für die weitere Vorgehensweise gefällt werden (Hmelo C.E., 2000).

Für den Einsatz speziell in medizinischen Curricula definiert Barrows (Barrows H.S., 1986) fünf Hauptziele des POL-Ansatzes:

- *Construction of clinically useful knowledge*
- *Development of clinical reasoning strategies*
- *Development of effective self-directed learning strategies*
- *Increased motivation for learning*
- *Becoming effective collaborators*

1.3 Lernprogramme allgemein

Im Rahmen der neuen Approbationsordnung für Ärzte und auf der Basis der inzwischen bestehenden technischen Infrastruktur sowie durch die spürbaren finanziellen staatlichen Förderungen (Bulmahn, 2000) wurde eine Vielzahl an elektronischen Lernformen entwickelt, die die Anwendung des POL-Ansatzes ermöglichen. In Tabelle 1-1 können die Vor- und Nachteile der zwei wichtigsten elektronischen Lernformen entnommen werden.

Computer Based Training (CBT)	
Lerninhalte werden *mittels Datenträger* vermittelt	
Vorteile	**Nachteile**
– Zeit- und Ortsunabhängigkeit bei der Vermittlung von systematischem Wissen und der Anpassung an das individuelle Lerntempo des Lernenden (Creß U., 2002) (Hesse F.W., 2003)	– Erschwertes Updaten der Datenträger

Web Based Training (WBT)	
Lerninhalte werden *mittels eines Browsers aus dem Inter- oder Intranet* dargestellt und vermittelt	
Vorteile	**Nachteile**
– Zeit- und Ortsunabhängigkeit bei der Vermittlung von systematischem Wissen und der Anpassung an das individuelle Lerntempo des Lernenden (Creß U., 2002) (Hesse F.W., 2003). – Ermöglichen eine zentralisierte Verwaltung und Pflege der Software sowie der Lerninhalte (Leven F.J., 2006). – Der Zugriff kann von jedem inter- bzw. intranetfähigen Rechner aus per Browser erfolgen, mit dem sich die gewünschten Inhalte von einem Server herunterladen und anzeigen lassen – User- und Nutzungsdaten können im Sinne einer Qualitätskontrolle erfasst werden	– Dauerhafte Bereitstellung geeigneter Server sowie des entsprechenden Fachpersonals (laufende Unterhaltskosten) – Qualität der Internetverbindung der User spielt eine gewichtige Rolle bei Lernkomfort und Akzeptanz der Systeme – Größer Erstaufwand bei der Erstellung, Anpassungen an verschiedene Browser (-versionen)

Tabelle 1-1 Vergleich: Vorteile und Nachteile CBT/WBT

Das sogenannte eLearning ermöglicht die Applikation von fallbasierten Trainingssystemen (FBTS). Diese Lernprogramme kommen oft im Sinne des sogenannten „Blended Learning" (Dawabi P., 2004) begleitend zum klassischen Frontalunterricht zur Anwendung. Zudem können die Programme aber auch von Dozenten zur Erstellung von Lerninhalten für ihre Lehrveranstaltungen genutzt werden.

Durch den Einsatz der Lernprogramme als Unterstützung des klassischen Unterrichts soll vor allem eine Bereicherung der selbstbestimmten Lernphasen der Studierenden geschaffen werden. Ein in das System integrierter intelligenter Feedback-Mechanismus dient als

Wissenskontrolle für den Lernenden. So soll ein Lernumfeld entstehen, das ein insgesamt flexibleres Lernen ermöglicht und besser auf die individuellen Bedürfnisse des Einzelnen zugeschnitten ist. Die folgende Aufstellung soll einen kurzen Überblick über die verschiedenen Trainingssysteme geben.

1.3.1 Grundsätzliche Unterschiede diverser Trainingssysteme

1.3.1.1 Präsentations- und Browsingprogramme

Präsentationsprogramme bieten dem Lernenden insgesamt wenig Interaktionsmöglichkeiten und beschränken sich im Normalfall auf eine lineare Darstellung des vorher zu wählenden Lernstoffes in Form von Text und multimedialer Inhalte (Audio, Video).

Der wesentliche Unterschied der Browserprogramme ist die zusätzliche Möglichkeit des Lernenden, die Reihenfolge der Inhalte selbst bestimmen zu können durch individuelles Verfolgen von verlinktem Kontext (Ifland, 2008) (Reinhardt, Didaktische Strategien in generierten Trainingssystemen, 2000).

1.3.1.2 Drill-Programme

Auch bei diesen Programmen ist ein vorhandenes Wissen des Users Grundvoraussetzung, da durch solche Systeme Wissen lediglich abgefragt und nicht durch Präsentation neuen Lernstoffes vermittelt wird. Am Ende einer Trainingssitzung steht meist eine Auswertung der richtig bzw. falsch beantworteten Fragen (Ifland, 2008) (Reinhardt, Didaktische Strategien in generierten Trainingssystemen, 2000).

1.3.1.3 Tutor-Systeme

Im Prinzip eine Verknüpfung der zuvor erwähnten Systeme. Dem Lernenden wird neuer Lernstoff präsentiert, wobei neues Wissen vermittelt werden soll. Basierend darauf bzw. auf der Annahme bereits vorhandenen Grundwissens werden dem User Fragen gestellt, worauf häufig ein direktes Feedback folgt. Durch Antwortanalyse des Trainers werden die darzustellenden Inhalte in bestimmtem Maße an den Lernenden angeglichen. Der Lerner hat deshalb eingeschränkte Möglichkeiten bei der Wahl der darzustellenden Inhalte (Ifland, 2008) (Reinhardt, Didaktische Strategien in generierten Trainingssystemen, 2000).

1.3.1.4 Simulationen

Ziel dieser Programme ist es dem User ein „dynamisches Modell eines bestimmten Aus-schnittes aus der Realität" darzustellen. Hierzu wird ein Szenario mit einer Problemstellung präsentiert, wobei der Lernende durch die eigenen Aktionen Reaktionen des Systems erzeugt und dadurch Einfluss auf den Ablauf des Inhaltes nehmen kann. Die Simulation endet im Normalfall dann, wenn das Problem gelöst werden konnte (Ifland, 2008) (Reinhardt, Didaktische Strategien in generierten Trainingssystemen, 2000).

1.4 Fallbasierte Diagnostische Trainigssysteme (FDTS)

Die Medizin als analytisches und diagnoselastiges Fach eignet sich besonders für die Anwen-dung fallbasierter, diagnostischer Trainingssysteme. Theoretische Komponenten, wie Anamnese, Beobachtungsinterpretation, Untersuchungshierarchie und Hypothesenbildung lassen sich im Gegensatz zu manuellen und mechanisch-motorischen Untersuchungen einfacher in Software umsetzen und am Monitor zu Trainingszwecken darstellen.

FDTS (Puppe F., 2003) präsentieren einen realen, beziehungsweise möglichst realitätsnahen Fall, der vom Benutzer durch die Interpretation der gegebenen Informationen in Bezug auf die Prob-lemstellung durch die Eingabe einer Diagnose und gegebenenfalls entsprechender Therapien oder durch die Anforderung von Untersuchungen gelöst werden muss. Die theoretischen Grundlagen dafür sind die Definitionen von Krankheitszuständen anhand bestimmter Charakteristika, sprich Diagnosekriterien. Ist die Menge an Informationen nicht ausreichend, beziehungsweise nicht eindeutig genug um eine vorläufige Diagnose stellen zu können, müssen gezielt weitere Untersu-chungen angefordert werden, um die Diagnose sichern zu können.

Diese FDTS sollen die bisherige Ausbildung um das Lernen und die Anwendung des im Studium erworbenen Grundwissens und Trainieren von Lösungsalgorhythmen an virtuellen Patienten ergänzen. Virtuelle Patienten können und sollen den echten Patientenkontakt nicht ersetzen, jedoch bieten sich durch deren Einsatz nicht zu unterschätzende Vorteile in der medizinischen Ausbildung: Nicht immer ist ein den aktuellen Themen der Vorlesung entsprechendes Patientengut vorhanden, beziehungsweise ist aus ethischen oder persönli-chen Gründen möglich dieses für den Anschauungsunterricht zu rekrutieren. Mit den

Übungen haben Studierende die Möglichkeit Patienten „vom Erstkontakt bis zur Entlassung" zu betreuen, wie es im Stationsunterricht selten möglich wäre. Janssen-Noordman et al. berichten, dass sich diese ganzheitliche Herangehensweise positiv auf die Motivation, die differentialdiagnostischen Fähigkeiten und damit insgesamt auf den Lernerfolg auswirken kann (Janssen-Noordman Ameike M B, 2007).

Lernmethodisch liegt diesen Trainingsprogrammen die Darstellung und Bearbeitung realitätsnaher Kasuistiken zugrunde, die von den Autoren aus Arztbriefen, Akten und umfangreichem Bild- und Videomaterial generiert wurden (Rettig, 2007). Durch breiten Einsatz können fall- und praxisorientierte Inhalte standardisiert simuliert werden. Um jedoch einzelne Themenbereiche der Medizin qualitativ hochwertig und attraktiv anbieten zu können, ist eine große Menge an guten Fällen erforderlich, um das große Spektrum der verschiedenen (wichtigen) Erkrankungen in ihren jeweiligen Ausprägungen und den dazugehörigen Differentialdiagnosen darstellen zu können. Solch eine Fallsammlung wird zum Beispiel im CASEPORT-Projekt zusammengetragen (Fischer M. R., 2004) (Huwendiek S, 2008).

Wie oben erwähnt sind diese Programme dabei „nur" ergänzender Natur im Sinne des Blended Learning und (laut vielen Studien) wahrscheinlich günstig einzusetzen, wenn bereits Grundwissen besteht, welches die minimalen Grundvoraussetzungen für eine sinnvolle Nutzung darstellt. Dieses Wissen beinhaltet neben dem medizinischen Wissen, das durch die klassische Lehre vermittelt werden soll, einen halbwegs sicheren Umgang mit der Hardware, sowie eine geeignete Unterstützung für den User um das Trainingssystem kennenzulernen. Sind diese Rahmenbedingungen nicht ausreichend gegeben, kann das Potential des Blended Learning nicht in vollem Umfang genutzt werden (Creß U., 2002) (Lawless K.A., 1997) (Marchionini G., 1990) (Weidenmann B., 1995).

Durch einen modularen Aufbau (Shell-Systeme) sind stark vereinfachte bis hochkomplexe Versionen der Trainerprogramme möglich und wahrscheinlich auch sinnvoll, je nachdem in welchem Bereich oder in welchem Stadium der Lehre beziehungsweise der Fortbildung die Software eingesetzt werden soll. Zum Beispiel wurde das Internetportal „RheumaNet" geschaffen, welches Informations- und Weiterbildungsmöglichkeiten sowohl für Ärzte als auch Patienten bietet (Specker C., 1998).

Der von dem Lehrstuhl für Informatik und künstliche Intelligenz an der Universität Würzburg entwickelte Trainer (d3web.Train) (Hörnlein A., 2002) (Vergleiche dazu andere Lernsysteme (Fischer M. , 2001), (CASUS - INSTRUCT AG), (Leonhardt-Huober H.)) wurde sowohl als Lehr-, Lern- und Fortbildungsplattform konzipiert. Den Studierenden dient das Programm als Lernplattform zum Selbststudium. Für die Dozierenden hingegen ist das Programm nützlich zur Erstellung von Lerninhalten oder als Ergänzung zu den Vorlesungen. In diesem spezifischen Falle der Rheumatologie und der klinischen Immunologie. Mit entsprechenden Inhalten beziehungsweise Kasuistiken kann der Trainer jedoch auch in anderen (Fach-) Bereichen Anwendung finden.

Mehrere Untersuchungen zeigen, dass fall- und wissensbasierte Trainingssysteme in der medizinischen Ausbildung einen großen Nutzen in der Wissensvermittlung haben können. Außerdem erfreuen sich diese Lernprogramme eines hohen Akzeptanzwertes von Seiten der Studenten (Schewe S., 1996) (Langer I., 1998) (Simonsohn A., Evaluation of a case-based computerized learning program (CASUS) for medical students during their clinical, 2004) (Reimer S. K. C.-P., 2004) (Zumbach J., 2000) (Ruderich F., 2002). (Ruiz, Mintzer, & Leipzig, 2006) Der „LRSMed" der Universität Essen listet derzeit um die 2000 verschiedene frei zugängliche Lernsysteme im Web (Learning Resource Server Medizin) (LRSMed, 2008). Das Angebot ist beachtlich und wächst stetig weiter. Die GMDS-AG Computergestützte Lehr- und Lernsysteme in der Medizin hat in verschiedenen Publikationen festgestellt, dass nur etwa 5% der Medizinstudenten diese während ihres Selbststudiums nutzen (GMDS-AG, 2008). Riedel stellte in einer Studie zum fallbasierten Trainingsprogramm CASUS an der LMU München fest, dass das System umso mehr genutzt wurde, je prüfungsrelevanter dessen Inhalte waren (Riedel J, 2003).

Aus diesem Grunde versuchten wir in unserem Kurs die Immunologie/Rheumatologie in Form der klassischen Lehre (als Vorlesung) und (ergänzt) durch das Trainingsprogramm d3web.Train (Selbststudium) als Pflichtkomponente abzubilden und zu vermitteln. Durch die kombinierte Anwendung moderner Lehrkonzepte im Sinne einer (online stattfindenden) fallorientierten Prüfung der durch die klassische Vorlesung vermittelten Wissensinhalte erhofften wir uns besseren Lernerfolg bei den Studenten. In einem anschließenden Praktikum sollte das aufgenommene Wissen eingesetzt und weiter verfestigt werden. Durch die

Anwendung dieser miteinander eng verflochtenen Komponenten erhofften wir uns eine Verbesserung der Ausbildung in diesem Fachbereich.

Der Kurs wurde am Ende mit einer MC-Klausur abgeschlossen. Anhand von mehreren Evaluationen wurde versucht den Erfolg - im Sinne einer Verbesserung des Lernerfolgs durch Problem-orientiertes-Lernen - oder Misserfolg des Kurses zu erheben.

Eine genauere Darstellung des Kurses beziehungsweise die Ergebnisse der Evaluation und deren Interpretation werden auf den folgenden Seiten zu finden sein.

1.5 Fragestellung

Thema des Buches:

„Entwicklung und Evaluation eines fall- und webbasierten Trainingsprogrammes (d2web.Train) als begleitenden Kurs zur Vorlesung in einem Pflichtkurs der klinischen Immunologie / Rheumatologie an der Universität Würzburg im Wintersemester 2004/2005."

Da in dem vorgestellten Konzept der Einsatz des Trainingssystems d3web.Train als Pflichtteil der Ausbildung im Querschnittsbereich klinische Immunologie / Rheumatologie vorgesehen ist, wurde ein Weg begangen, der eine weitaus stärkere Nutzung des Trainers verlangt, als dies bisher der Fall war.

Entscheidend für einen erfolgreichen Einsatz ist die Akzeptanz durch die Studierenden und die Dozenten. Nur wenn diese bereit und motiviert sind, elektronische Lernformen zu nutzen, kann das Potential dieser Technologie in Lernerfolgen realisiert werden. Inwieweit die Teilnehmer unseres Kurses unser Konzept akzeptieren und motiviert sind, damit zu lernen, war eine der zentralen Fragestellungen dieser Untersuchung. Damit einhergehend wurde untersucht, in wie weit dieses Lehrkonzept den Lernerfolg der Studierenden anhand deren subjektiver Einschätzung verbessert.

Außerdem wird dieses Buch die Umsetzung des Kurses im Hinblick auf Nachhaltigkeit die zugrunde liegenden Ressourcen beleuchten.

2 Material und Methoden

2.1 Trainingssystem

2.1.1 d3web.Train allgemein

Das Expertensystem – die Entwicklungs- und Ablaufumgebung D3 und die Trainingskompo-
nente D3Trainer - basieren auf der in der Künstlichen Intelligenz häufig zur Anwendung
kommenden Programmiersprache LISP (LISP, 2008). Die weitere Entwicklung von D3 und
D3Trainer war im Jahre 2001 eingestellt worden.

Auf den Erfahrungen mit D3/D3Trainer aufbauend wurde damals die Neu-Implementierung
von d3web (Hörnlein A., 2002) begonnen, welche durch ein komponenten-basiertes Model
wesentlich leichter zu warten und anzupassen ist. Als Programmiersprache wurde Java (Java
(Programmiersprache), 2008) gewählt, da Java eine weitgehende Plattformunabhängigkeit
bietet und zahlreiche Bibliotheken zur Datenbankanbindung, XML-Processing, Servlet-
Technologie, Sprachverarbeitung, etc. zur Verfügung stellt (Java (Technik), 2008). Darüber
hinaus wird die Erstellung von Java-basierten Anwendungen durch ausgereifte Open-Source
Werkzeuge zur Team-Entwicklung deutlich besser unterstützt (Merz A.-K., 2002).

D3web.Train ist als Trainingssystem in der studentischen Ausbildung seit 2004 an der
Universität Würzburg und seit 2005 an der Virtuellen Hochschule Bayern im Rahmen des
CASEPORT-Projekts im Einsatz (Fischer M. R., 2004). Außerdem kommt das Programm in
Workshops und im Internet zur zertifizierten medizinischen Fortbildung für Ärzte zur
Anwendung (Lehrstuhl für Künstliche Intelligenz und Angewandte Informatik der Universität
Würzburg).

2.1.2 Fallerstellung

2.1.2.1 Generierung Diagnostischer Trainingsfälle aus Arztbriefen

Zur Erstellung diagnostischer Trainingsfälle für den Einsatz in oben genannten Trainingssystemen kommen sogenannte Autorensysteme zum Einsatz, die über eine Eingabemaske die
Eintragung verschiedener Informationen zu einem kompletten Fall zusammenfügen. Doch
selbst mit guten Autorensystemen (CASUS - INSTRUCT AG) (d3web.Train, 2008) (CAMPUS -

Medizinische Fakultät Heidelberg, 2008) ist dies eine aufwändige und zeitintensive Aufgabe. Um diesen Prozess zu vereinfachen und zu beschleunigen wurde am Lehrstuhl für Künstliche Intelligenz und Angewandte Informatik ein Tool geschaffen, welches ein Einlesen der Fälle aus Arztbriefen erlaubt.

Diese Vorgehensweise hat verschiedene Vorteile (Betz C. B. H.-P., 2004):

- Das vorhandene Fallangebot kann binnen kurzer Zeit für den Benutzer erweitert werden
- Je nach Bedarf können mit wenig Zusatzaufwand neue Fälle erstellt werden (Voraussetzung sind gute Arztbriefe)
- Es können jederzeit Veränderungen oder Erweiterungen in der Ursprungsdatei eingefügt und der Fall neu eingelesen werden
- Für die Dozenten wird damit die Möglichkeit geschaffen in Lehrveranstaltungen aktuelle Patienten auf der Station im Trainingsprogramm zu präsentieren ohne sich dabei mit Autorensystemen auskennen zu müssen. Weiter kann der Verlauf zeitnah eingepflegt und im Kurs verfolgt werden. Außerdem können Patienten im Gegensatz zu „fremden" virtuellen Patienten live im Anschauungsunterricht auftreten.

In den folgenden Unterkapiteln werden die einzelnen Schritte einer typischen Fallaufbereitung gezeigt und näher erläutert werden.

2.1.2.2 Typische Architektur eines Arztbriefes

- "Vorspann": Absender, Adresse, Anrede, …
- Diagnosen
- Anamnese
- körperlicher Untersuchungsbefund
- Laborwerte
- technische Untersuchungen
- Beurteilung (einschl. Therapie)
- "Nachspann": Grüsse, Unterschrift

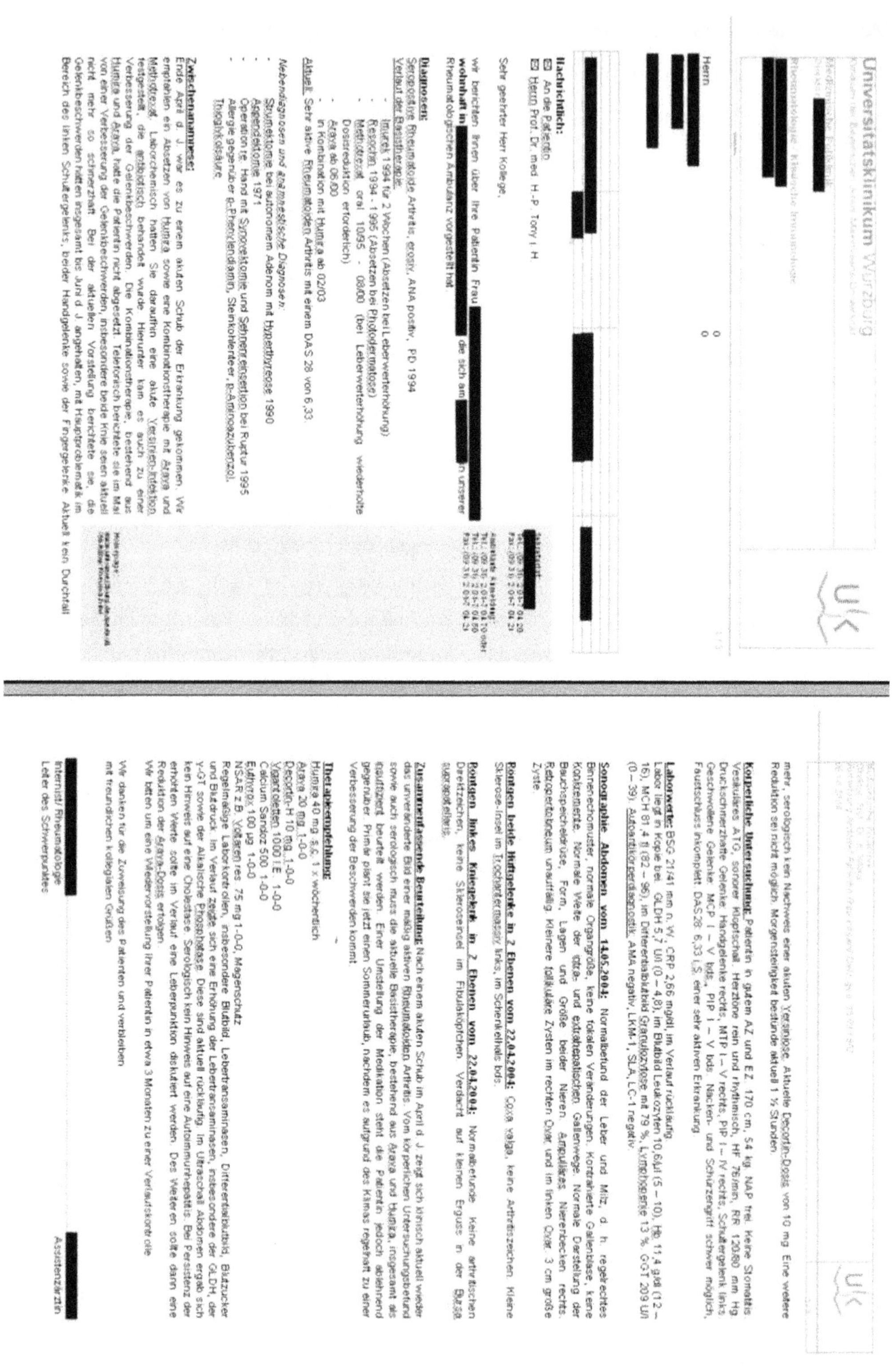

Abbildung 2-1 Screenshot eines Arztbrief in MS Word

Basierend auf dieser typischen Struktur eines Arztbriefes wurde das Tool KnowMe/Phoenix (Betz C., 2001) entwickelt, um eine automatisierte Generierung von Trainingsfällen zu ermöglichen. Aus diesem Grund ist diese einheitliche Struktur eine zwingende Voraussetzung für einen fehlerfreien Fallgenerierungsvorgang.

Auf die Besonderheiten der Formatierung für einen möglichst reibungsfreien Einlese- und Erstellungsvorgang wird weiter unten im Text eingegangen.

2.1.2.3 Einzelne Schritte in der Fallgenerierung

2.1.2.3.1 Erweiterung des Arztbriefes

In der Klinik werden alle patientenbezogenen Informationen primär in einer Akte, sowie zusammenfassend in einem Arztbrief abgelegt. Diejenigen Informationen, die nur unvollständig oder in komprimierter Form im Arztbrief vorliegen, werden durch Originalbefunde aus den Patientenakten komplettiert. Dabei wurden die Originalbefunde mit Hilfe eines handelsüblichen Scanners von Canon ("CanoScan 3200F", 1200x2400 dpi) (Canon, 2008) und einer Digitalkamera von FujiFilm („F601 Zoom", 3.1 MegaPixel) (FujiFilm, 2008) auf der Hardware-Seite digitalisiert.

Als Software zur weiteren Bearbeitung der neuen digitalisierten Inhalte wurden vor allem Photoshop 7 (für Bildmaterial) von Adobe (Adobe Systems Incorporated) und Microsoft Word XP (für Textmaterial) (Microsoft) eingesetzt.

Das erstellte Bildmaterial wurde zu jedem Fall in einem separaten Material-Ordner gespeichert, anonymisiert und archiviert. Auch wurde eine Bilddatenbank programmiert, die ein späteres Navigieren und schnelles Auffinden ermöglichen sollte.

2.1.2.3.2 Inhaltliche und Formelle Anpassung

Im nächsten Schritt folgte eine Anonymisierung des Arztbriefes sowie eine weitere inhaltliche Anpassung und Straffung des Textes. Die Erweiterung des Arztbriefes ist dabei sehr von der Qualität des Originalbriefes abhängig. Die Komplettierung mit multimedialen Inhalten ist dabei optional.

Als formelle Anpassung wurde der Text, falls notwendig, strukturiert und für den Einlesevorgang neu formatiert (Hörnlein, 2004).

Sehr geehrter Herr Kollege,

wir berichten Ihnen über Ihre Patientin Frau ██████████████
wohnhaft in ████████████████ die sich am ████████ in unserer
Rheumatologischen Ambulanz vorgestellt hat.

Abbildung 2-2 Screenshot: Anonymisierung eines Arztbriefes

2.1.2.3.3 Formulieren der Fragen / Schaffung der Prüfungskomponente

In diesem Schritt der Fallaufbereitung wurde eine Prüfungskomponente zur Wissensüberprüfung während der späteren Fallbearbeitung im Trainer in den Arztbrief integriert. Dies erfolgte durch Implementierung von Fragen, die sich stets auf bereits bekannte (meist aktuell dargebotene) Informationen aus dem Text bezogen. Oft wurde dabei auch eine Bildbefundung verlangt. Die Fragen wurden hauptsächlich im Multiple-Choice-Format gehalten. Mehrfachnennungen waren möglich. Durch die spezielle Formatierung des Textes werden dem Fallerstellungs-Tool die Frage an sich sowie richtige und falsche Antworten markiert.

Auch die Prüfungskomponente ist optional.

Ihr Befund für die Lungenfunktion?
Ihr Befund für die Lungenfunktion ist

- Die Lungenfunktion gibt Hinweise für eine obstruktive Lungenerkrankung
- Die Lungenfunktion gibt Hinweise für eine restriktive Lungenerkrankung
- In der Lungenfunktion zeigt sich ein Mischmuster aus obstruktiver und restriktiver Komponente aus obstruktiven und restriktiven Komponenten?
- **Hochnormale Lungenvolumina, keine pathologische Lungenfunktion**
- Die Patientin raucht mit hoher Wahrscheinlichkeit

Abbildung 2-3 Screenshot: MC-Frage zur späteren Wissensüberprüfung in der Fallbearbeitung

2.1.2.3.4 Formatierung

In diesem Bearbeitungsschritt erfährt das gesamte Word-(StarOffice-)Dokument eine vordefinierte Formatierung, die für eine fehlerfreie Fallgenerierung notwendig ist. Somit ist die Bearbeitung des Arztbriefes abgeschlossen. Fallanfang und Fallende sind durch die

Anrede („Sehr geehrter…") und am Fuße des Arztbriefes durch die Grußformel („Mit freund-lichen Grüßen") definiert. Legende:

Formatierung	Funktion
normal	Normal
kursiv	Intro
fett	Hierarchien, Gewichtung der Diagnosen
<u>unterstrichen</u>	Hierarchien, Gewichtung der Diagnosen

Tabelle 2-2 Formatierung des Textes und Funktion für die Konvertierung

2.1.2.3.5 Einlesen und Zerlegung der Arztbriefinformationen

Der Arztbrief wird beim Konvertieren von einem Textdokument zu einem Fall zuerst durch das Tool analysiert und anschließend in verschiedene vordefinierte Blöcke zerlegt, die fortan auch getrennt behandelt werden müssen. Diese Zerlegung dient dazu, die Informationen später in D3web.Train portionsweise zu präsentieren.

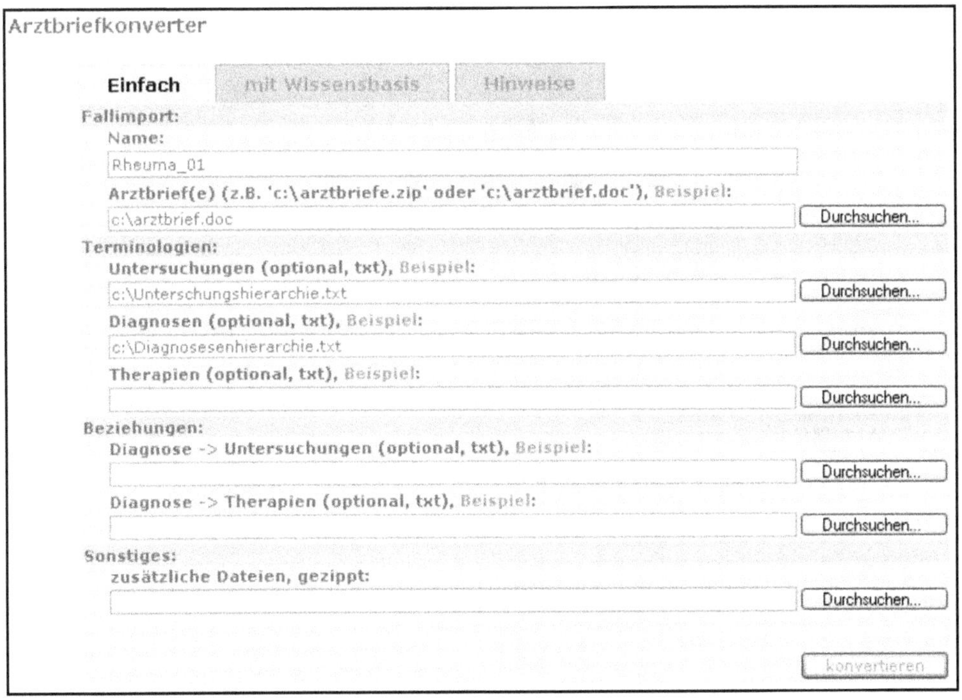

Abbildung 2-4 Screenshot: Arztbriefkonverter Phoenix (KnowMe)

2.1.2.3.6 Überprüfung der zerlegten Inhalte

Die Überprüfung des Ergebnisses der Konvertierung erfolgt in einem extra Vorschaufenster, in dem der gesamte Fall aufgeschlüsselt und in inhaltliche Blöcke aufgeteilt dargestellt wird. Integriert ist ein Fehlerwarnsystem, das den Autor visuell (durch farbliche Markierung) auf eventuelle Probleme im Quelldokument hinweist.

Konvertierungsergebnisse (detailliert) für Fall 1

Status	Meldung
INFO	Lösung **Rheumatoide Arthritis** zum Fall eingetragen.
INFO	Die Fallintro In Ihre Sprechstunde kommt eine 40-jährige Patientin mit Schmerzen, Schwellungen und Deformationen im Bereich des linken Ellenbogens, beider Handgelenke sowie den kleinen Fingergelenken beidseits. wurde eingetragen.
INFO	Die Untersuchung 'Anamnese' wurde im Fall eingetragen
INFO	Zu der Untersuchung Anamnese wurde der Absatz Die Patientin berichtet über seit etwa 2 Jahren bestehende Gelenkschwellungen vor allem im Bereich beider Hände. Vor einem Jahr hatte sie ein Brennen im Bereich der Fußsohlen und eine Sehnenscheidenentzündung am dorsalen Fußrand rechts. Im Intervall wurden die Beschwerden vom Hausarzt mit NSAR (Diclofenac) und Glukokortikoiden (begonnen mit 20 mg Prednison tgl.), behandelt, was insgesamt eine deutliche Besserung der Schmerzsymptomatik mit sich brachte. gespeichert.
INFO	Zu der Untersuchung Anamnese wurde der Absatz Seit einem halben Jahr habe sie jedoch neu aufgetretene Schwellungen im Bereich des rechten Kniegelenkes und erneute Schmerzen im Bereich beider Schultern. gespeichert.
INFO	Zu der Untersuchung Anamnese wurde der Absatz Die Morgensteifigkeit habe im weiteren Verlauf zugenommen, aktuell mit einer Dauer von ca. 2 Stunden. gespeichert.
INFO	Zu der Untersuchung Anamnese wurde der Absatz gespeichert.
INFO	Zu der Untersuchung Anamnese wurde der Absatz Es wurden hierfür zuletzt Massagen und Fango rezeptiert, diesen Maßnahmen verdankt die Patientin eine gewisse Besserung. Weiterhin sind zuletzt deutlich vermehrt Hautknoten im Bereich der Hände und Füße sowie der Ellenbogen aufgetreten. gespeichert.
INFO	Zu der Untersuchung Anamnese wurde der Absatz Gewicht konstant, kein Fieber, keine Infektionszeichen. Keine Sicca- oder Raynaud-Symptomatik, keine Hauterkrankungen bekannt, keine Probleme mit der Wirbelsäule. gespeichert.
INFO	Zu der Untersuchung Anamnese wurde der Absatz Medikation bei Vorstellung: Decortin (Prednison) 5 mg 1-0-0, Calcium 500 mg 1 x 1, Vitamin E 1 x 1, Vigantoletten 1000 IE 1 x 1, L-Thyroxin 75 ug 1-0-0. gespeichert.
INFO	Die Untersuchung 'Körperlicher Untersuchungsbefund' wurde im Fall eingetragen
INFO	Zu der Untersuchung Körperlicher Untersuchungsbefund wurde der Absatz 40-jährige Patientin in gutem Allgemeinzustand und schlankem Ernährungszustand (174 cm, 58 kg). Kein Exanthem, kein Enanthem, keine Lymphadenopathie. Zustand nach Strumektomie, Narbe reizlos. Unauffälliger kardiopulmonaler Status. RR 130/80 mmHg. Abdomen weich, kein Druckschmerz, Leber 9 cm in MCL, Milz nicht vergrößert palpabel. Nierenlager klopfschmerzfrei. Fußpulse beidseits tastbar. gespeichert.
INFO	Zu der Untersuchung Körperlicher Untersuchungsbefund wurde der Absatz Gelenkstatus: Druckschmerz im Bereich fast aller MCP- und PIP-Gelenke, deutliche Deformationen der Finger II-V links, III-V rechts. Weiche Schwellung des li. Ellenbogens, beider Handgelenke, MCP II-V bds., PIP II-IV rechts, II, III links, MTP II rechts, II-III links. Massive, zum Teil über 4 cm im Durchmesser große subkutane Knoten im Bereich beider Hände, des li. Ellenbogens und beider Füße, die derb imponieren, gut verschieblich und indolent sind. Hallux valgus beidseits, Hackenzehen. gespeichert.
INFO	Zu der Untersuchung *Körperlicher Untersuchungsbefund* wurde das Bild img48908.jpg geschrieben.
INFO	Zu der Untersuchung *Körperlicher Untersuchungsbefund* wurde das Bild img48911.jpg geschrieben.
INFO	Zu der Untersuchung *Körperlicher Untersuchungsbefund* wurde das Bild img48914.jpg geschrieben.
INFO	Zu der Untersuchung *Körperlicher Untersuchungsbefund* wurde das Bild img48917.jpg geschrieben.
INFO	Zu der Untersuchung *Körperlicher Untersuchungsbefund* wurde die Frage *Hier sehen Sie den klinischen Befund, der bei der körperlichen Untersuchung der Patientin erhoben wurde. Wie nennt man die hier zu sehenden Deformationen?* mit der Einleitung *Sie meinen, dass die Patientin folgende Deformationen an Händen/Füßen hat:* mit den Antworten • *Knopflochdeformität (1.0)* • *Ulnadeviation in den Metakarpophalangealgelenken der beiden Digiti V (5.0)(richtig)* • *Schwanenhalsdeformität (5.0)(richtig)* • *Schusterdaumen (Z-Daumen, 90/90° Deformität) (1.0)* *hinzugefügt*
INFO	Zu der Untersuchung *Körperlicher Untersuchungsbefund* wurde die Frage *Um welche subkutanen Knoten handelt es sich am ehesten?* mit der Einleitung *Sie meinen, dass es sich bei diesen subkutanen Knoten am ehesten um folgenden Knoten handelt:* mit den Antworten • *Granulome bei einer TBC-Erkrankung (1.0)* • *Infektion mit Parasiten (z. B. Fadenwürmer (Filarien)) (1.0)* • *Rheumaknoten (5.0)(richtig)* • *Lipome (1.0)*

Abbildung 2-5 Screenshot: Log-Screen der Konvertierung

2.1.2.4 Arztbriefkonvertierungstool: Phoenix (vormals KnowMe)

Um effektiv und schnell Fälle ins D3-Format konvertieren zu können, wurde am Lehrstuhl für Künstliche Intelligenz und angewandte Informatik IV (Leitung Prof. Puppe) von den Informatikern Alexander Hörnlein und Christian Betz unter der Leitung von Prof. Puppe eine Anwendung geschaffen, ein so genannter „Parser", der eine (fach-) unabhängige, da regelbasierte, Generierung von Trainingsfällen gestattete, indem ein Fall aus einem modifizierten und mit multimedialen Inhalten komplettierten Arztbrief erstellt werden konnte. Der Arztbrief musste dabei in einem XML(-unterstützenden)-Format vorliegen (früher StarOffice (=".sxw"), heute MS Word (=".doc")) (Betz C. B. H.-P., 2004) (Hörnlein, 2004) (Betz C., 2001).

Da dieses Tool eine lokale Installation auf dem Rechner des Autors benötigte, wurde eine neue Lösung, „Phoenix", entwickelt. Diese ist webbasiert, also ubiquitär verfügbar, und kann das auf einem Server liegende KnowMe steuern und die Falldaten übertragen. Ziel war es, das für einen Autor zur Bedienung des Autorensystems KnowMe nötige Grundwissen auf Null zu reduzieren und uneingeschränkt verfügbar zu machen. Beide Eigenschaften zielten darauf ab, mehr Autoren für mehr neue Fälle zu rekrutieren.

2.1.3 Struktur eines Generierten Trainingsfalles

Folgendes Schema soll einen generierten Trainingsfall in die einzelnen inhaltlichen Blöcke aufgeteilt grafisch darstellen. Ebenso Teil des Schaubildes ist die Abfolge der Blöcke während der Präsentation im Trainingssystem sowie deren aktive und passive Bearbeitung. An bestimmten Stellen (in der Abbildung markiert mit „*") erlaubt das System eine Wissensüberprüfung durch Zwischenfragen.

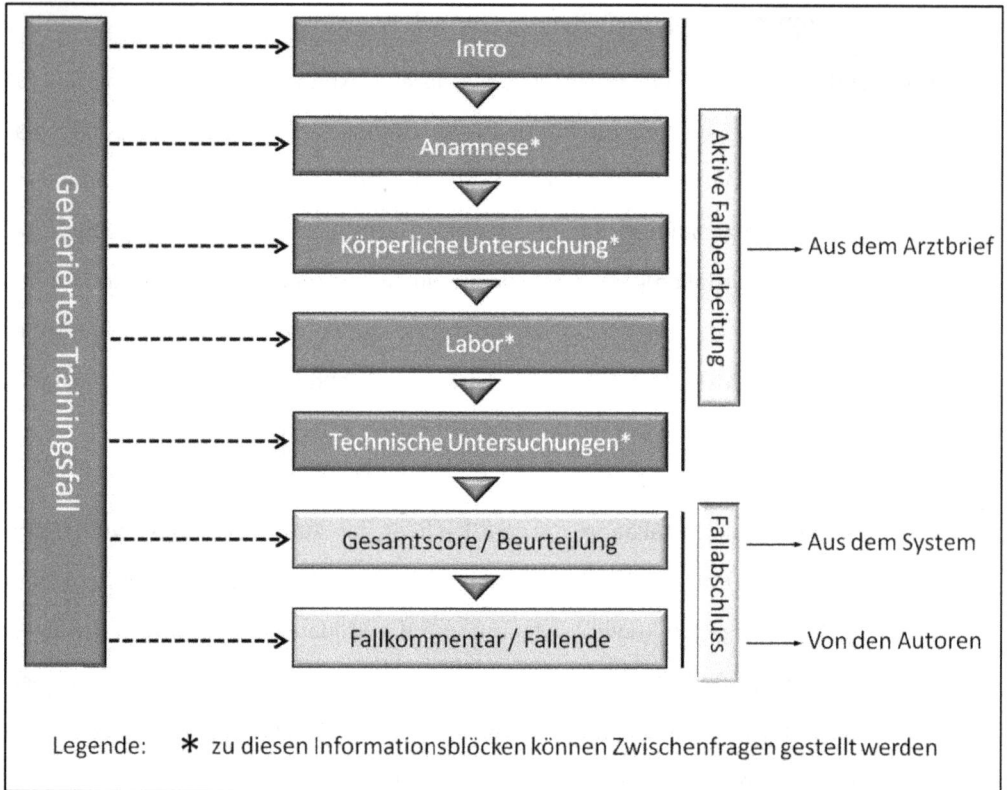

Abbildung 2-6 Grafisch dargestellte Struktur eines generierten Trainingsfalles in seinen wichtigsten Bestandteilen

2.1.4 Liste der Fälle und Diagnosen

Allergologie	
Fallname	**Diagnose**
A01	Allergie Typ I – Anaphylaxie
A02	Allergie Typ III - IgG, Immunkomplex-Typ
A03	Allergie Typ I gegen Insulin/Protaminsulfat
A04	Allergie Typ I gegen Nahrungsmittel (Fisch)
A05	Allergie Typ I gegen Nahrungsmittel (Trauben)
A06	Allergie Typ I - saisonales Asthma bronchiale

Tabelle 2-3 Fallliste der Allergologie

Immundefektsyndrome	
Fallname	**Diagnose**
Ids01	CVID
Ids02	DiGeorge Syndrom / Catch-22 Syndrom
Ids03	Wiskott-Aldrich-Syndrom (WAS)
Ids04	XLA

Tabelle 2-4 Fallliste der Immundefektsyndrome

Rheumatologie	
Fallname	**Diagnose**
p0405_rh_01	Rheumatoide Arthritis
p0405_rh_02	Rheumatoide Arthritis
p0405_rh_03	Spondylarthritis ankylosans (M.Bechterew)
p0405_rh_04	Spondylarthritis ankylosans (M.Bechterew)
p0405_rh_05	Psoriasisarthritis Psoriasis vulgaris
p0405_rh_06	Psoriasisarthritis
p0405_rh_07	Fingerpolyarthrose
p0405_rh_08	Rheumatoide Arthritis
p0405_rh_09	SLE
p0405_rh_10	Progressiv systemische Sklerodermie (PSS) / CREST Raynaud
p0405_rh_11	Rheumatoide Arthritis / (Frühe-/Early-RA)
p0405_rh_12	M. Wegener
p0405_rh_13	SLE
p0405_rh_14	M. Behcet
p0405_rh_15	Fibromyalgie
p0405_rh_16	Raynaud
p0405_rh_17	Antiphospholipid-Syndrom
p0405_rh_18	Reaktive postenteritische Arthritis
p0405_rh_19	Polymyalgia rheumatica (PMR)
p0405_rh_20	M. Crohn

Tabelle 2-5 Fallliste des rheumatologischen Formenkreises

2.1.5 Systemvorstellung

2.1.5.1 Online-Kurs-System

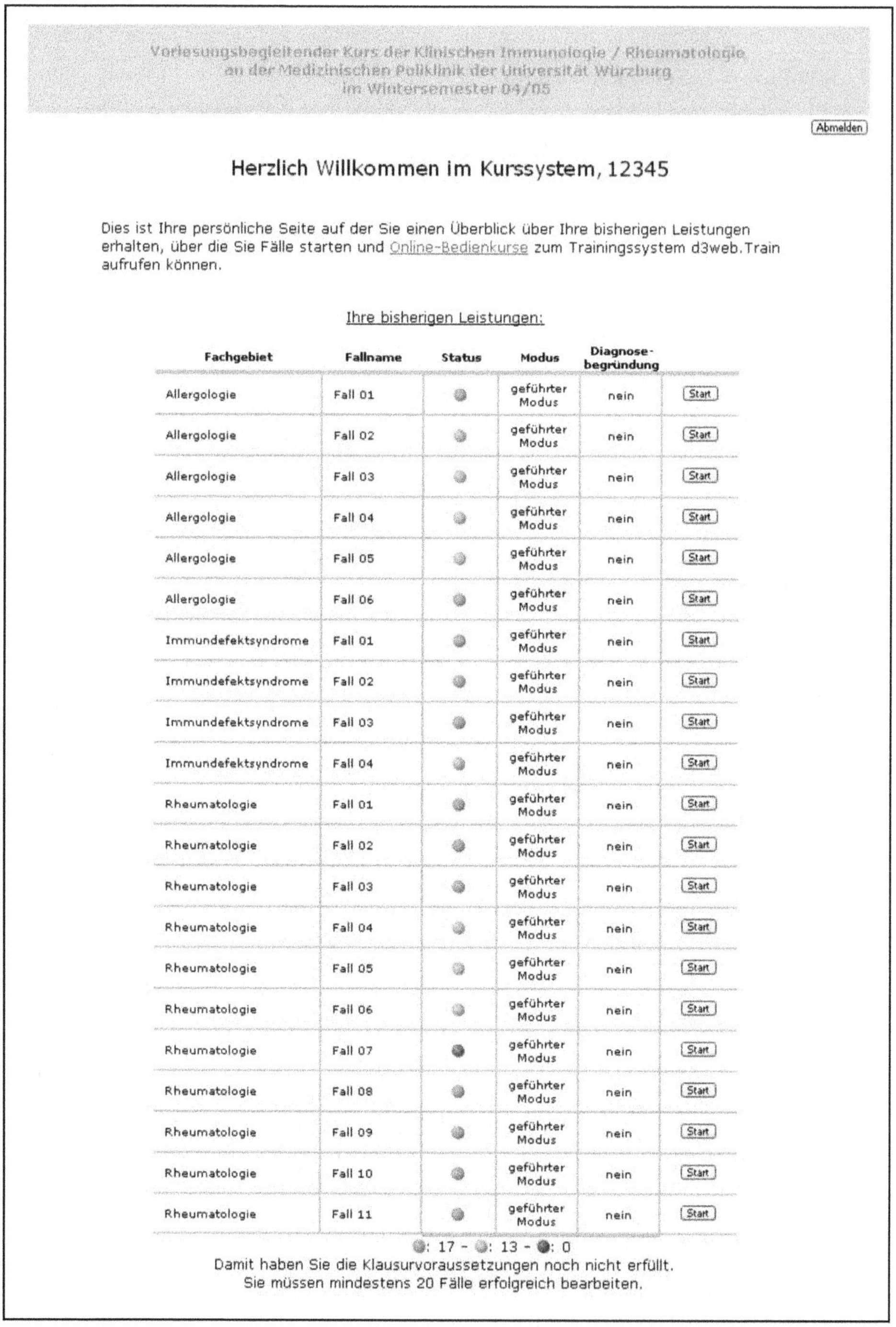

[Abmelden]

Herzlich Willkommen im Kurssystem, 12345

Dies ist Ihre persönliche Seite auf der Sie einen Überblick über Ihre bisherigen Leistungen
erhalten, über die Sie Fälle starten und Online-Bedienkurse zum Trainingssystem d3web.Train
aufrufen können.

Ihre bisherigen Leistungen:

Fachgebiet	Fallname	Status	Modus	Diagnose-begründung	
Allergologie	Fall 01	●	geführter Modus	nein	[Start]
Allergologie	Fall 02	●	geführter Modus	nein	[Start]
Allergologie	Fall 03	●	geführter Modus	nein	[Start]
Allergologie	Fall 04	●	geführter Modus	nein	[Start]
Allergologie	Fall 05	●	geführter Modus	nein	[Start]
Allergologie	Fall 06	●	geführter Modus	nein	[Start]
Immundefektsyndrome	Fall 01	●	geführter Modus	nein	[Start]
Immundefektsyndrome	Fall 02	●	geführter Modus	nein	[Start]
Immundefektsyndrome	Fall 03	●	geführter Modus	nein	[Start]
Immundefektsyndrome	Fall 04	●	geführter Modus	nein	[Start]
Rheumatologie	Fall 01	●	geführter Modus	nein	[Start]
Rheumatologie	Fall 02	●	geführter Modus	nein	[Start]
Rheumatologie	Fall 03	●	geführter Modus	nein	[Start]
Rheumatologie	Fall 04	●	geführter Modus	nein	[Start]
Rheumatologie	Fall 05	●	geführter Modus	nein	[Start]
Rheumatologie	Fall 06	●	geführter Modus	nein	[Start]
Rheumatologie	Fall 07	●	geführter Modus	nein	[Start]
Rheumatologie	Fall 08	●	geführter Modus	nein	[Start]
Rheumatologie	Fall 09	●	geführter Modus	nein	[Start]
Rheumatologie	Fall 10	●	geführter Modus	nein	[Start]
Rheumatologie	Fall 11	●	geführter Modus	nein	[Start]

●: 17 – ●: 13 – ●: 0
Damit haben Sie die Klausurvoraussetzungen noch nicht erfüllt.
Sie müssen mindestens 20 Fälle erfolgreich bearbeiten.

**Abbildung 2-7 Systemvorstellung: Willkommens-Screen im Online-Kurs-System
(übersichtshalber modifizierter Screenshot)**

Der Screenshot zeigt den individuellen Willkommens- und Leistungs-Screen im Online-Kurs-System. Die Fallliste gibt einen Überblick über die verfügbaren Fälle und informiert den User über deren jeweiligen Bearbeitungsstatus und bisherige Erfüllung der Klausur-voraussetzungen. Über den „Start-Button" können die Fälle gestartet werden.

Die Fallliste sowie der Bearbeitungsstatus werden in Echtzeit vom System aktualisiert. Der Username entspricht der Matrikelnummer.

Nach der Klausur werden hier die Note sowie die erreichte Punktzahl angezeigt.

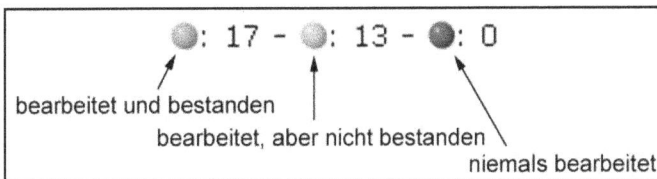

Abbildung 2-8 Systemvorstellung: Bearbeitungsstatus der Fälle (Ausschnittsvergrößerung aus dem Leistungs-Screen)

Der Bearbeitungsstatus bietet dem Benutzer durch die Anzeige in den Ampelfarben einen raschen Überblick über seine bisherigen Leistungen.

Online-Bedienkurse:

Es stehen Ihnen drei verschieden ausführliche Online-Bedienkurse in jeweils zwei Versionen (für die beiden Fall-Modi) zur Verfügung. Starten Sie die Kurse bitte immer ausschließlich über diese Links.

Beschreibung	Basiskurs (geführter Modus)	Zusatzkurs: freier Modus	Zusatzkurs: Diagnosebegründung
Sehr knapper Kurs, der auf wenigen Seiten alles wesentliche zusammenfasst.	Dauer: 5 min [Start]	Dauer: 1 min (noch nicht freigegeben)	Dauer: <1 min (noch nicht freigegeben)
Etwas ausführlicherer Kurs, der einen kompletten Fall zeigt.	Dauer: 10 min [Start]	Dauer: 2 min (noch nicht freigegeben)	Dauer: 1 min (noch nicht freigegeben)
Ausführlich kommentierter Kurs, in dem ein Fall Schritt für Schritt erklärt wird.	Dauer: 20 min [Start]	Dauer: 3 min (noch nicht freigegeben)	Dauer: 1-2 min (noch nicht freigegeben)

Wenn Sie einen Online-Bedienkurs starten wird dies zusammen mit der Dauer der Bearbeitung und Ihrer Matrikelnummer für ausschließlich statistische Zwecke erfasst.

Abbildung 2-9 Systemvorstellung: Auswahl-Screen der Online-Bedienkurse

Die Online-Bedienkurse dienen dem Erlernen der Funktionen und der Bedienung des Programms und können über den „Start-Button" gestartet werden.

2.1.6 Fallvorstellung und Screenshots

Im Folgenden wird der „knappe Kurs" vorgestellt.

2.1.7 D3web.Train

2.1.7.1 Ankunft im System, einführender Screen eines Falles

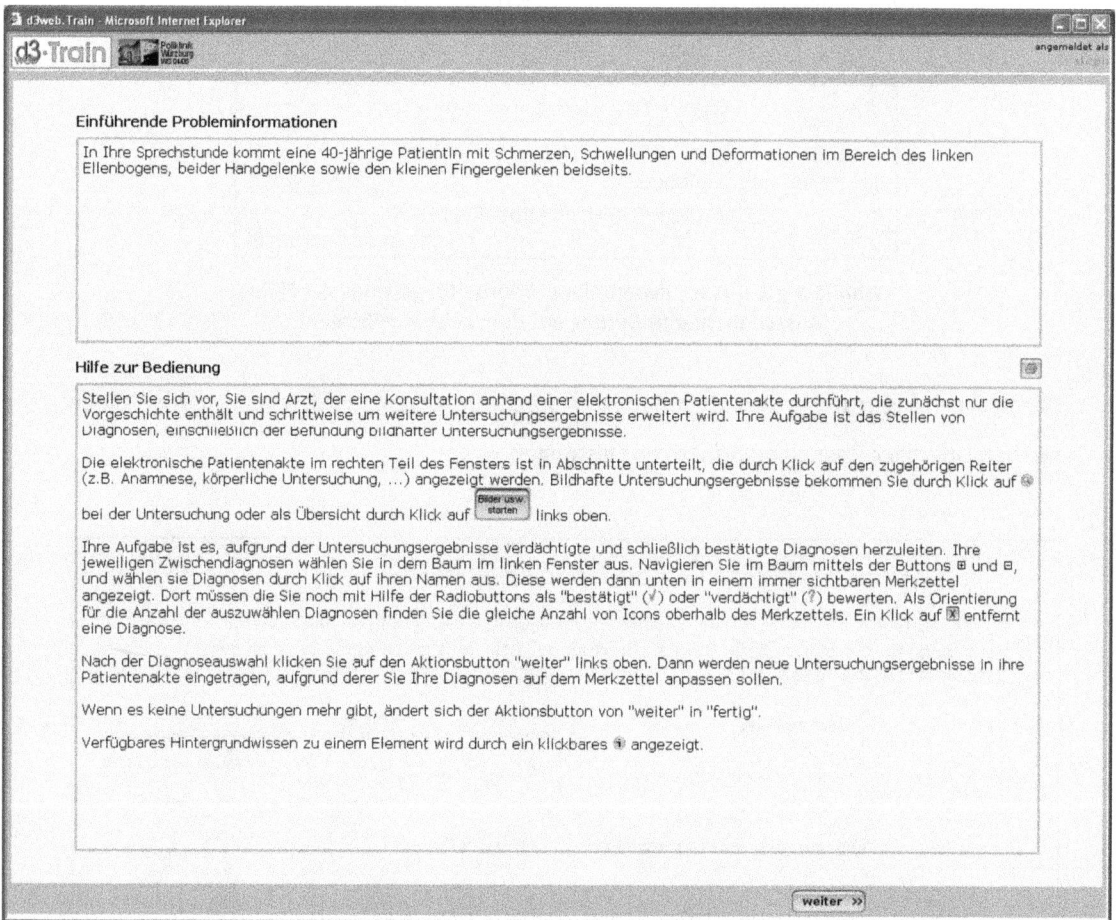

Abbildung 2-10 Screenshot: Intro

Der obere Kasten zeigt das „Intro", eine kurze Einführung in den Fall. Der untere Kasten liefert eine kurze Einführung in die wichtigsten Funktionen und in die grobe Bedienung des Programms.

Der Fall wird mit dem „Weiter"-Button gestartet.

2.1.7.2 Die virtuelle Patientenakte und deren Steuerung

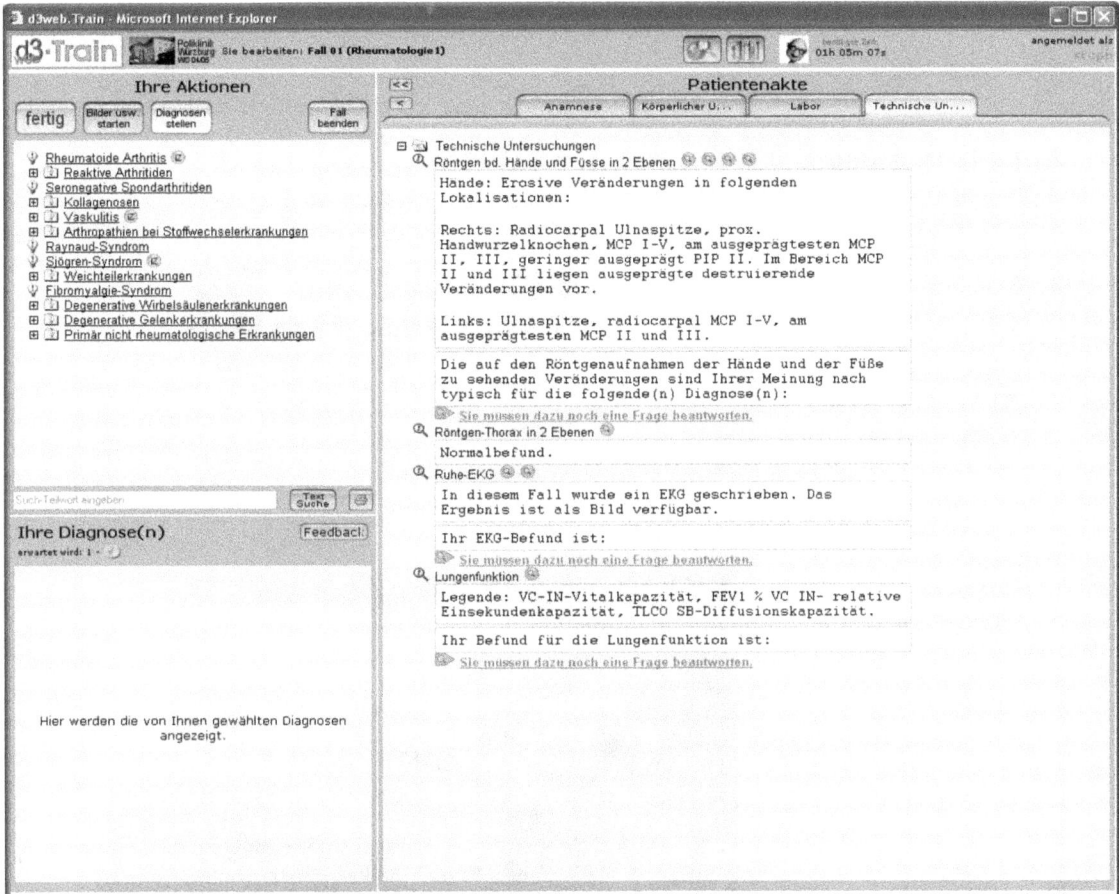

Abbildung 2-11 Screenshot: Virtuelle Patientenakte

Während der Fallbearbeitung ist eine Dreiteilung des Screens vom System vorgegeben.

Der große Frame rechts beinhaltet die Akte des virtuellen Patienten. Die Reiter oben zeigen jeweils die gewählte Untersuchungsgruppe an. Mit dem „Weiter"-Button links oben können Ergebnisse weiterer Untersuchungen angefordert werden.

Die Lupensymbole hinter den Untersuchungsüberschriften, sowie der Button „Bilder usw. starten" links oben, öffnen ein neues Fenster zur Betrachtung bildhafter Befunde.

Über den Link „Sie müssen dazu noch eine Frage beantworten" gelangt der User zum Fragenfenster.

Sind alle Untersuchungsergebnisse betrachtet und alle Fragen beantwortet worden, müssen im Aktionsfenster die Diagnosen ausgewählt werden, die dann direkt darunter im Diagnosenfenster angezeigt werden. Danach kann der Fall mit dem „Fall abschließen"-Button beendet werden und der User bekommt seinen Score sowie den Abschlußkommentar des Autors angezeigt.

2.1.7.3 Bildbetrachtung

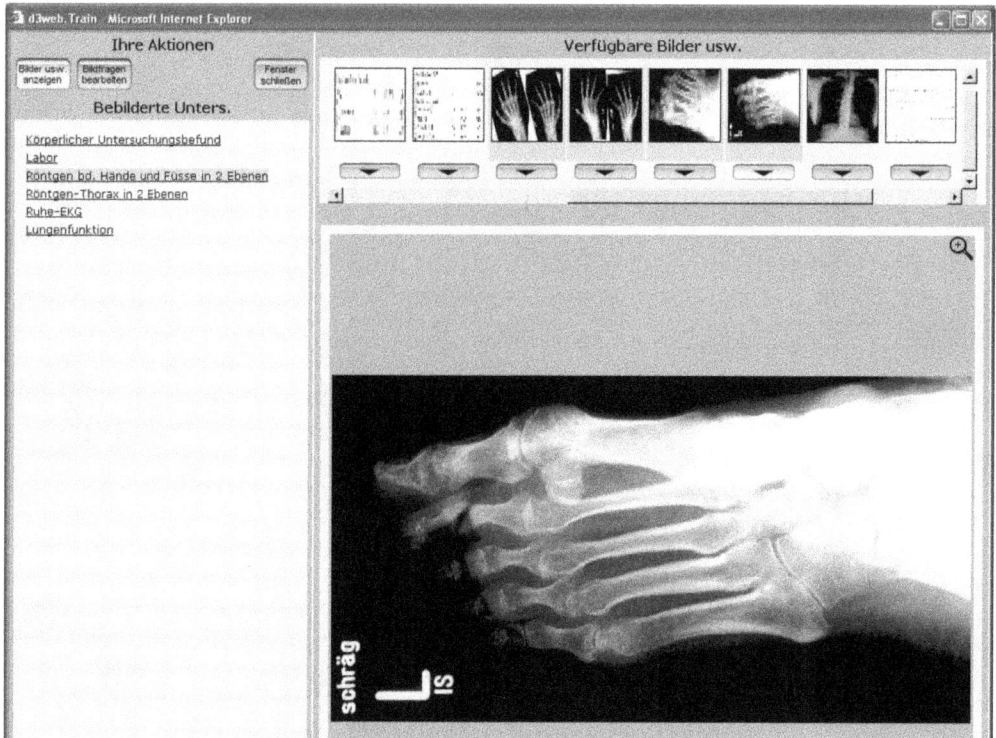

Abbildung 2-12 Screenshot: Bildbetrachtung

Die Leiste oben zeigt alle Bilder in Miniaturansichten (Thumbnails). Mit einem Klick auf den Pfeil-Button direkt unterhalb dieser Thumbnails wird das gewählte Bild vergrößert im blau unterlegten Anzeigerahmen eingeblendet. Mit einem Klick in das Bild bzw. auf das Lupensymbol in der rechten oberen Ecke wird es in einem neuen Fenster noch weiter vergrößert bzw. in Originalgröße angezeigt.

Der Linke Frame zeigt die Untersuchungen, zu denen Bildbefunde existieren. Durch einen Klick auf eine Untersuchungsgruppe werden die dazugehörigen Thumbnails in der Leiste oben markiert dargestellt.

2.1.7.4 Erstellen der Befunde

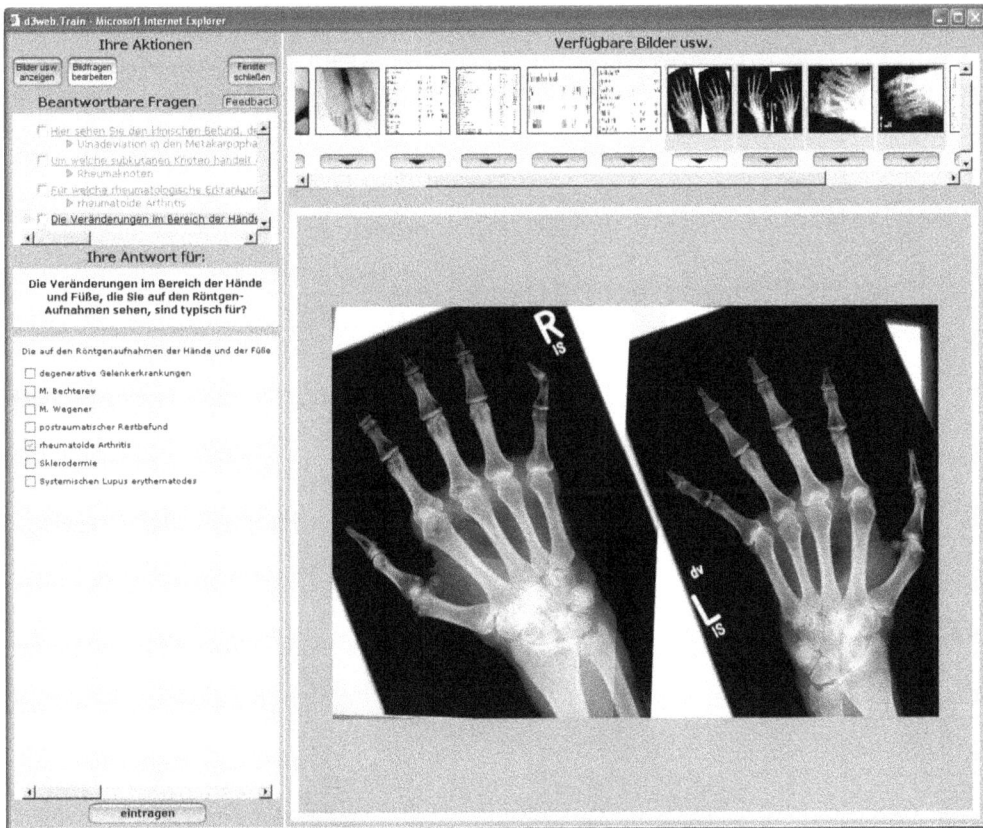

Abbildung 2-13 Screenshot: Bildbefundung

Mit den Buttons links oben kann zwischen dem Anzeigemodus und den Bildfragen gewechselt werden. Darunter im Kasten sind die zu bearbeitenden Fragen zu sehen, die oben markierte Frage wird aktuell im Kasten darunter angezeigt. Die zur Beantwortung der jeweiligen Frage relevanten Bilder sind mit einer leichten blauen Markierung unterlegt.

Soll eine Frage beantwortet werden, müssen die Kästchen vor den richtigen Antworten angehakt und mit einem Klick auf den „Eintragen"-Button in das System übertragen werden. Anschließend kann man sich durch Markieren einer Frage (grün umrandete Kästchen) und durch einen Klick auf den „Feedback"-Button die Bewertung vom System anzeigen lassen.

Der „Fenster schließen"-Button schließt das aktive Fenster und beendet die Bildbetrachtung bzw. –befundung.

2.1.7.5 Diagnosenauswahl

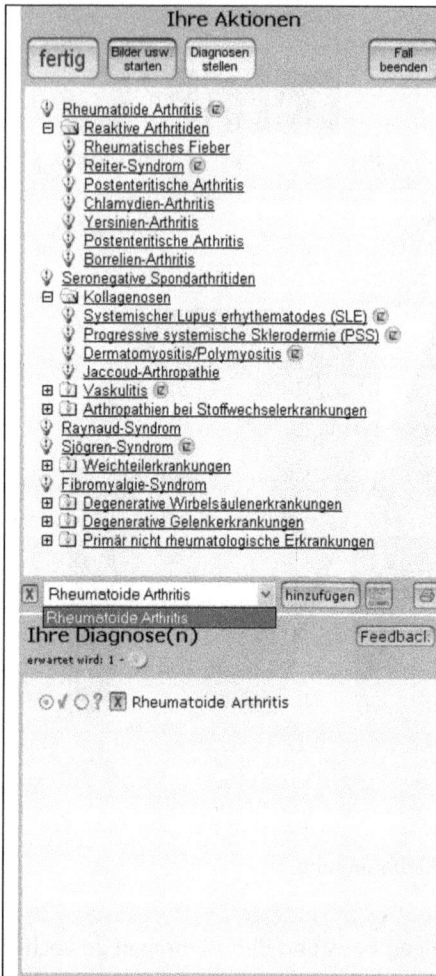

Ihre Aktionen
fertig · Bilder usw starten · Diagnosen stellen · Fall beenden

Rheumatoide Arthritis
Reaktive Arthritiden
  Rheumatisches Fieber
  Reiter-Syndrom
  Postenteritische Arthritis
  Chlamydien-Arthritis
  Yersinien-Arthritis
  Postenteritische Arthritis
  Borrelien-Arthritis
Seronegative Spondarthritiden
Kollagenosen
  Systemischer Lupus erhythematodes (SLE)
  Progressive systemische Sklerodermie (PSS)
  Dermatomyositis/Polymyositis
  Jaccoud-Arthropathie
Vaskulitis
Arthropathien bei Stoffwechselerkrankungen
Raynaud-Syndrom
Sjögren-Syndrom
Weichteilerkrankungen
Fibromyalgie-Syndrom
Degenerative Wirbelsäulenerkrankungen
Degenerative Gelenkerkrankungen
Primär nicht rheumatologische Erkrankungen

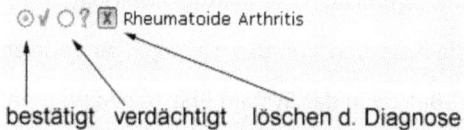

Der Diagnosebaum im Aktionsfenster kann durch Klicken auf die Plus- oder Minussymbole erweitert oder geschlossen werden.

Die Symbole hinter den Diagnosen beinhalten Links zu Websites, die Hintergrundinformationen zur jeweiligen Diagnose bieten.

Zwischen den beiden Kästen befindet sich die Textsuche für Diagnosen. Mit den dortigen Buttons kann das Suchergebnis als Diagnose ins System übernommen, im Baum angezeigt oder als voll aufgeklappter Baum ausgedruckt werden.

Das Diagnosefenster zeigt dem User an, wie viele Diagnosen vom System erwartet werden.

Durch klicken auf eine Diagnose im Aktionsfenster erscheint diese Im Diagnosefenster (siehe links Legende).

Durch einen Klick auf den „Feedback"-Button zeigt das System ein Bewertungsfenster an.

Abbildung 2-14 Screenshot: Diagnosenauswahl

2.1.7.6 Fallabschluss

2.1.7.6.1 Beurteilung / Gesamtscore / Kommentar des Autors

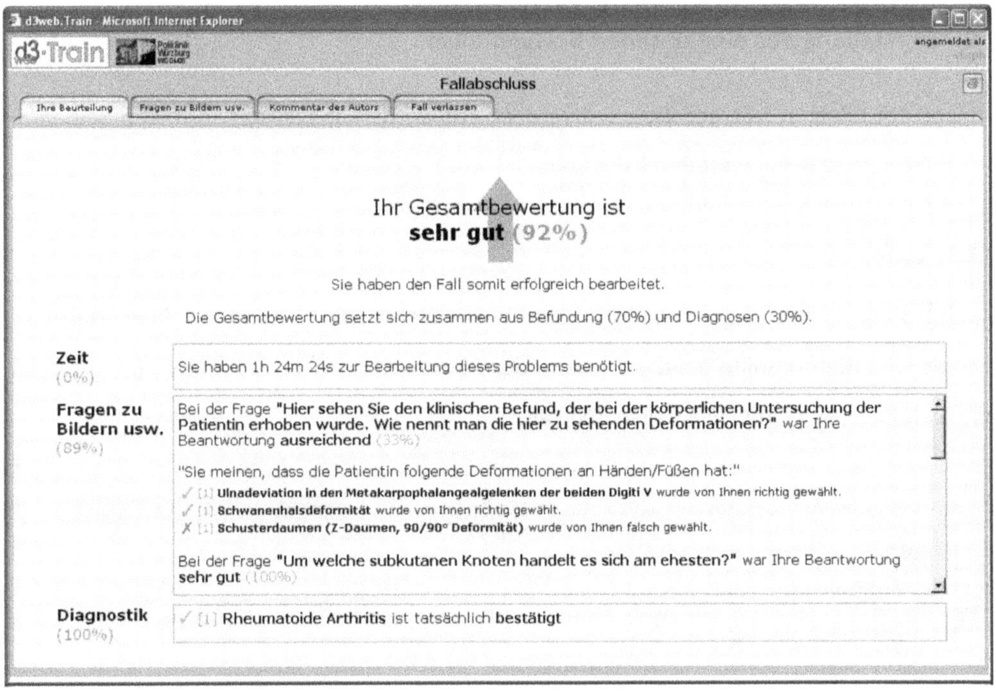

Abbildung 2-15 Screenshot: Gesamtscore

Aufgeschlüsselte Bewertung des Systems. Hier können noch einmal alle Fragen und Bilder detailliert eingesehen werden. Die Navigation erfolgt über die Reiter am oberen Rand.

2.1.7.6.2 Fallende

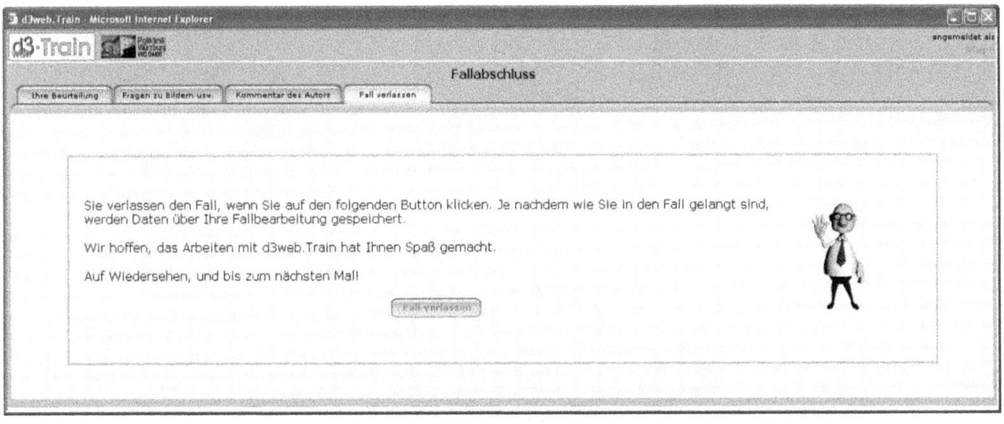

Abbildung 2-16 Screenshot: Fallende/-abschluss

Durch einen Klick auf den „Fall verlassen"-Button wird der Fall abgeschlossen und man kehrt zurück ins Kurssystem zur Fallübersicht.

2.2 Darstellung des eingelesenen Beispielfalles

Anhand der folgenden Screenshots soll verdeutlicht werden, in welcher Form und Reihenfolge das System den eingelesenen Fall anzeigt.

2.2.1 Intro

Das Intro fasst das Grundproblem des Falles in wenigen Sätzen zusammen. Dem User dient dies als Orientierungshilfe bei der Auswahl der Fälle nach der Thematik oder dem Interesse und bietet zugleich einen Einstieg in den Fall.

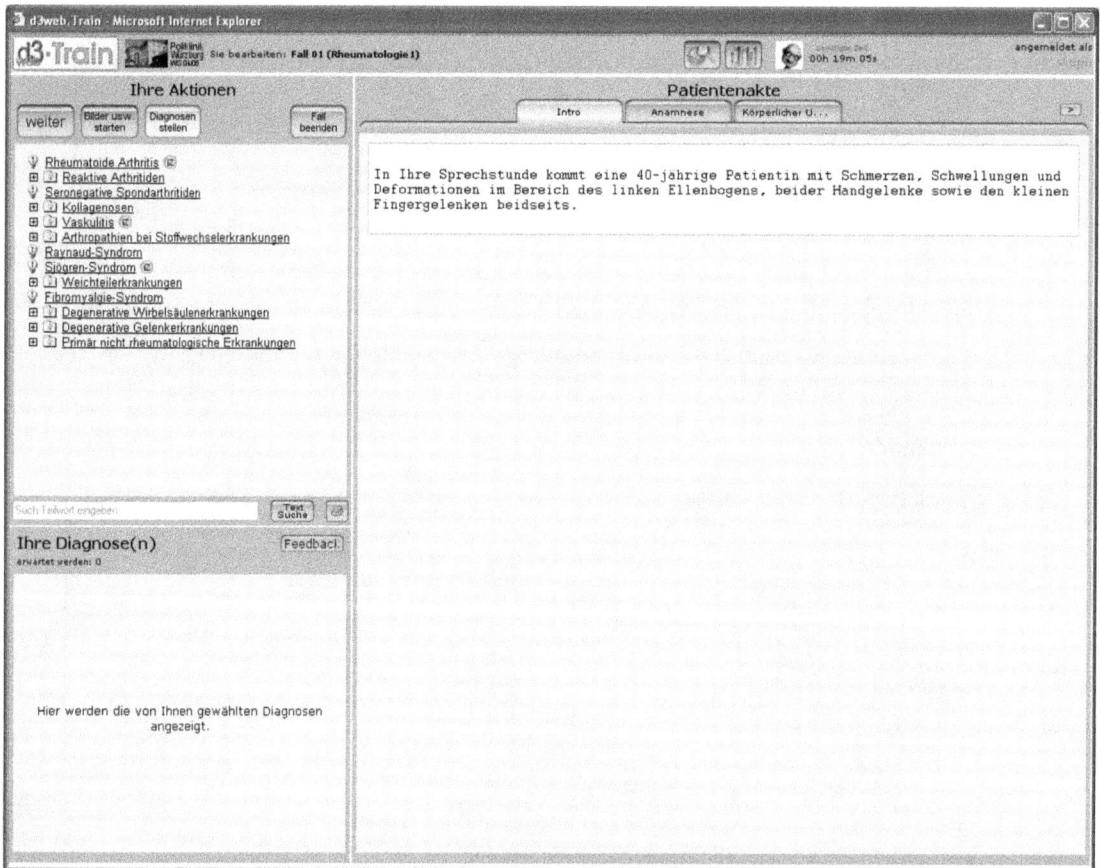

Abbildung 2-17 Screenshot: Intro des Beispielfalles in d3web.Train

2.2.2 Anamnese

Die Anamnese bildet mit einleitenden Sätzen den tieferen Einstieg in den Fall. Der User wird detailliert über das bestehende Grundproblem informiert und an die Thematik herangeführt.

In der Anamnese (griechisch für „Erinnerung") wird - sofern vorhanden und oder bekannt - die medizinische Vorgeschichte, das aktuelle Befinden und die Medikation des Patienten erhoben.

Zu dieser Informationseinheit lassen sich Fragen formulieren.

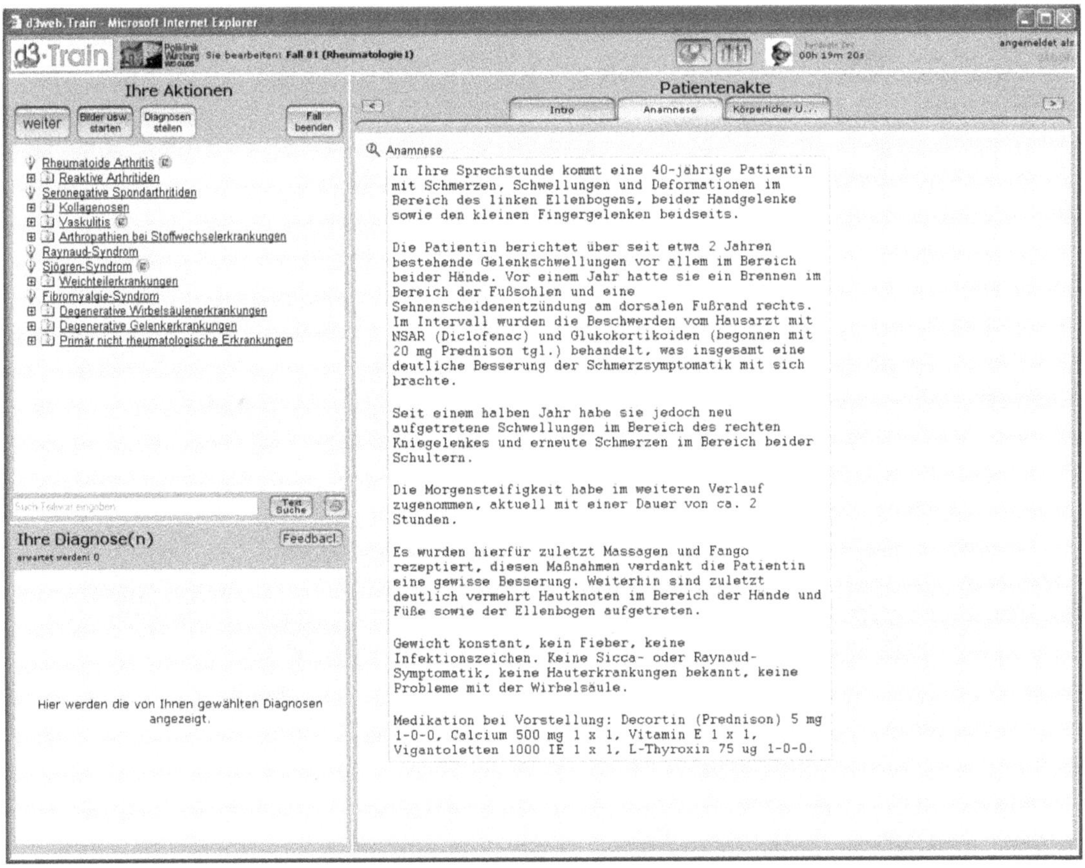

Abbildung 2-18 Screenshot: Anamnese-Fenster des Beispielfalles

2.2.3 Körperliche Untersuchung

In dem Abschnitt der „Körperlichen Untersuchung" wird der Fall weiter vertieft. Es werden Befunde der symptomorientierten Krankenuntersuchung präsentiert. Häufig finden sich in diesem Bereich Bildmaterialien zu den gefundenen Pathologien. Das Formulieren von Fragen hierzu ist optional.

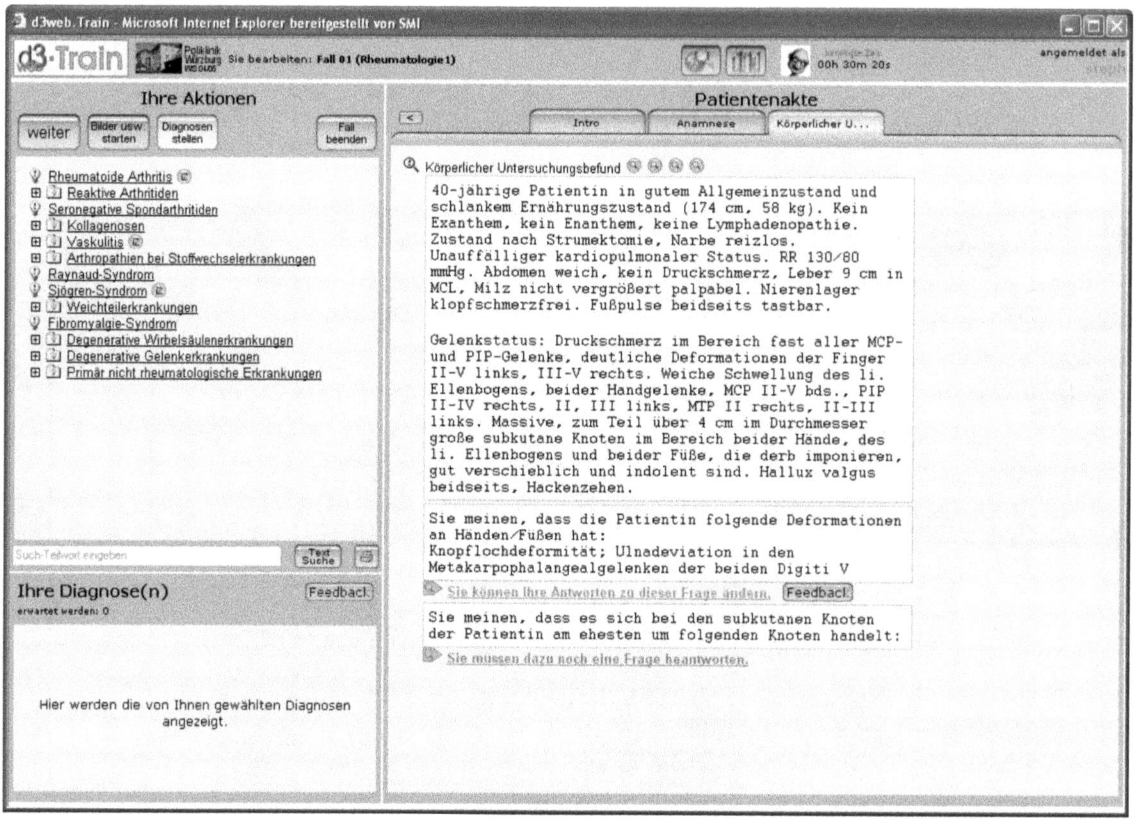

Abbildung 2-19 Screenshot: Körperliche Untersuchung des Beispielfalles

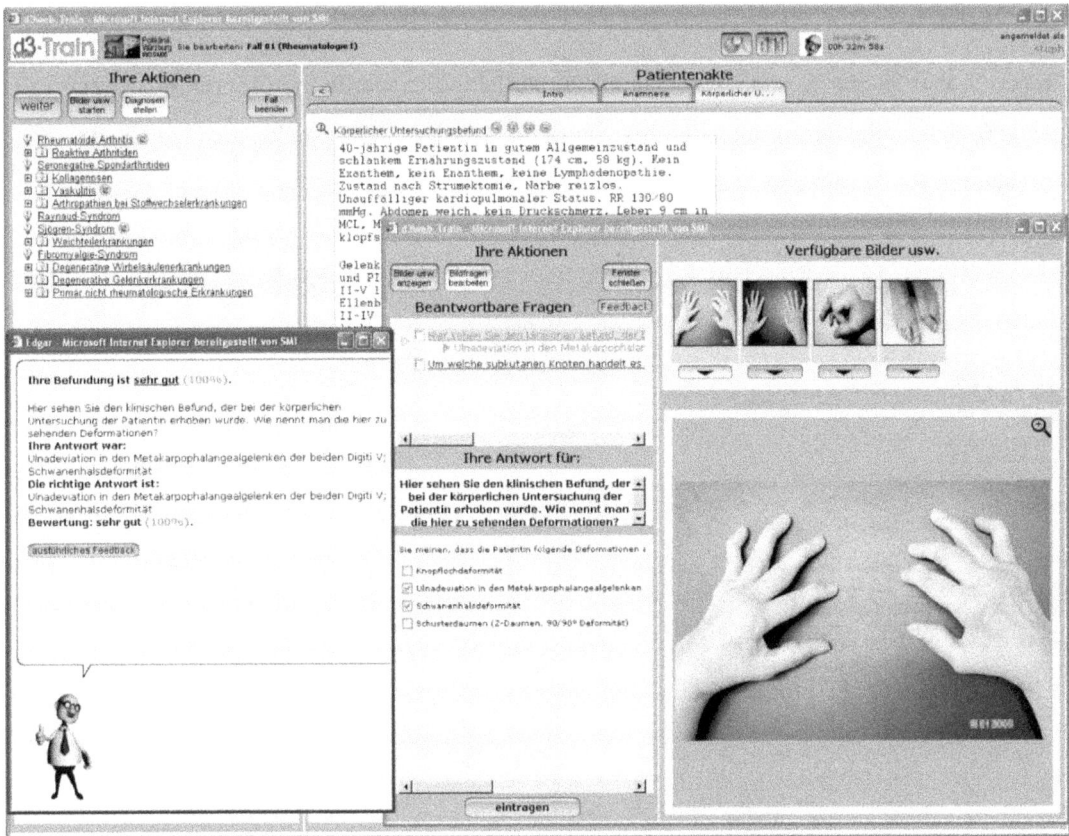

Abbildung 2-20 Screenshot: Körperliche Untersuchung des Beispielfalles und Prof. Edgar

Bildbetrachtung und Fragen zum Körperlichen Untersuchungsbefund. Prof. Edgar bietet die Antworten und den Frage-Score im Feedback-Fenster.

2.2.4 Labor

In dem „Labor"-Reiter werden allgemeine (z.B. Blutbild) und spezifische Laboruntersuchungen (z.B. Rheumafaktoren) durchgeführt und deren Resultate dargestellt. Auch hier ist das Formulieren von Fragen optional.

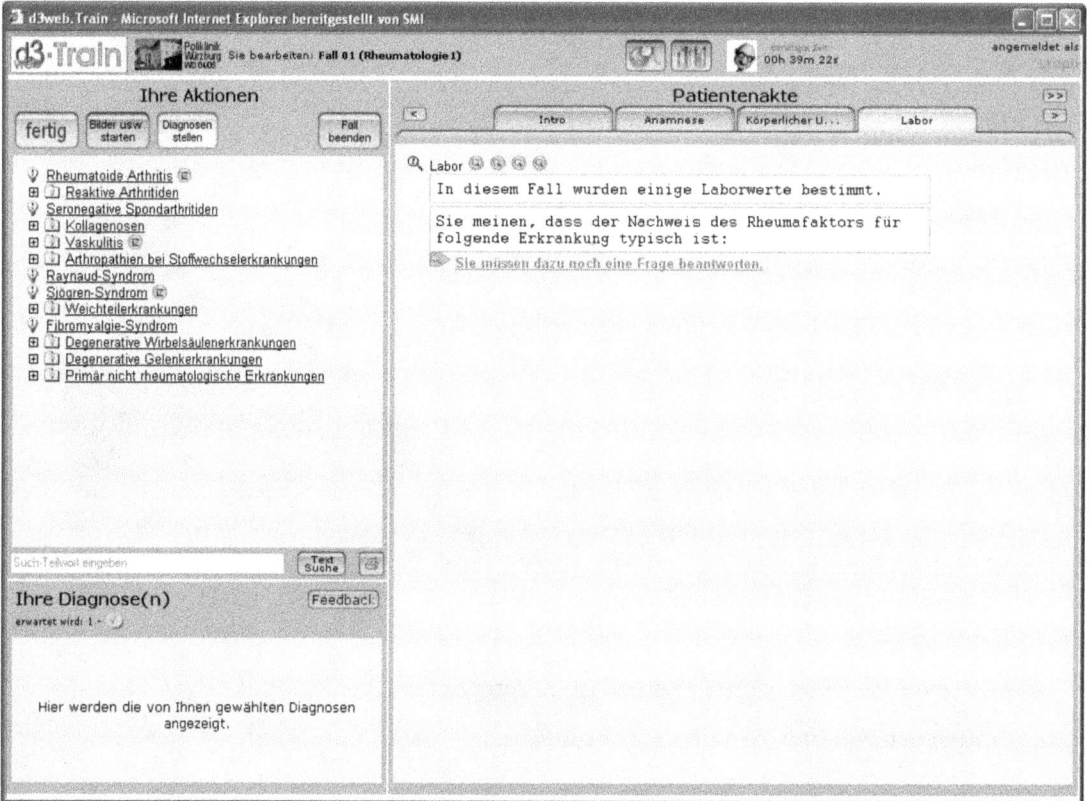

Abbildung 2-21 Screenshot: Laborfenster des Beispielfalles

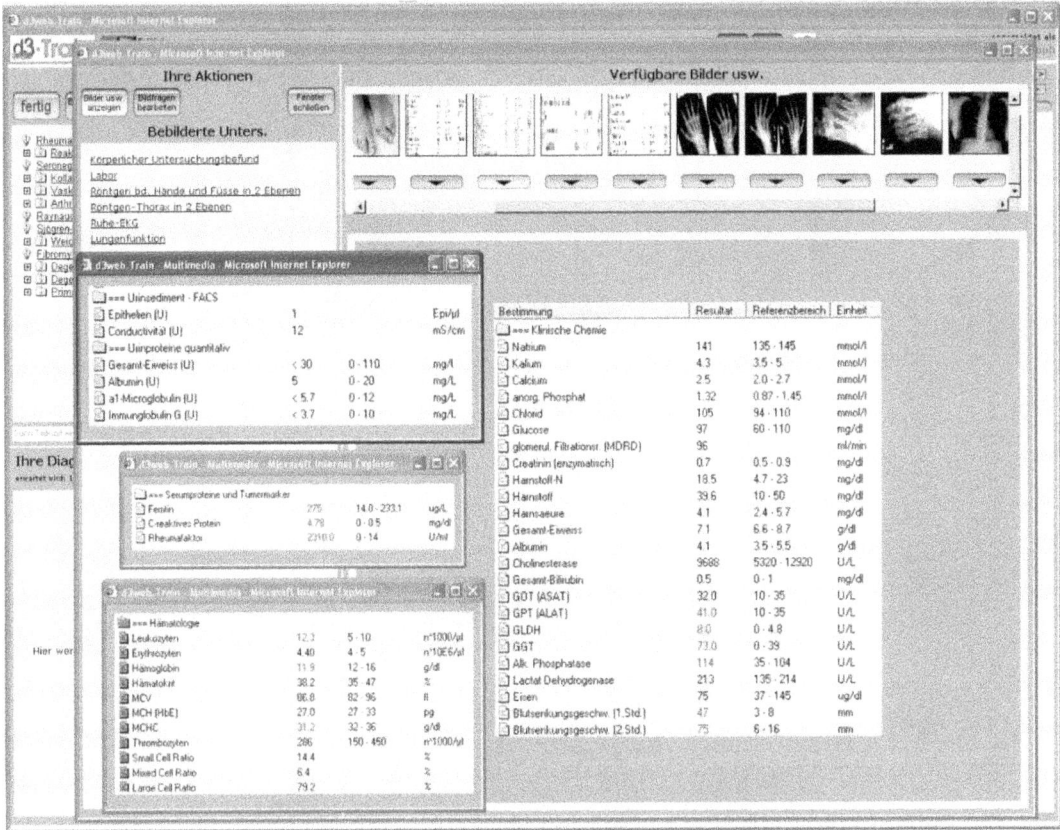

Abbildung 2-22 Screenshot: Laborfenster des Beispielfalles

Die Laborwerte des Patienten in der virtuellen Patientenakte getrennt nach der jeweiligen Untersuchung. Im Beispiel sind teilweise für die dargestellte Erkrankung typische Veränderungen des Blutbildes zu erkennen.

2.2.5 Technische Untersuchungen

Auf diesen Screenshots werden die radiologischen Befunde getrennt nach den jeweiligen Untersuchungen in Text und Bild gezeigt. Optionale Fragekomponente.

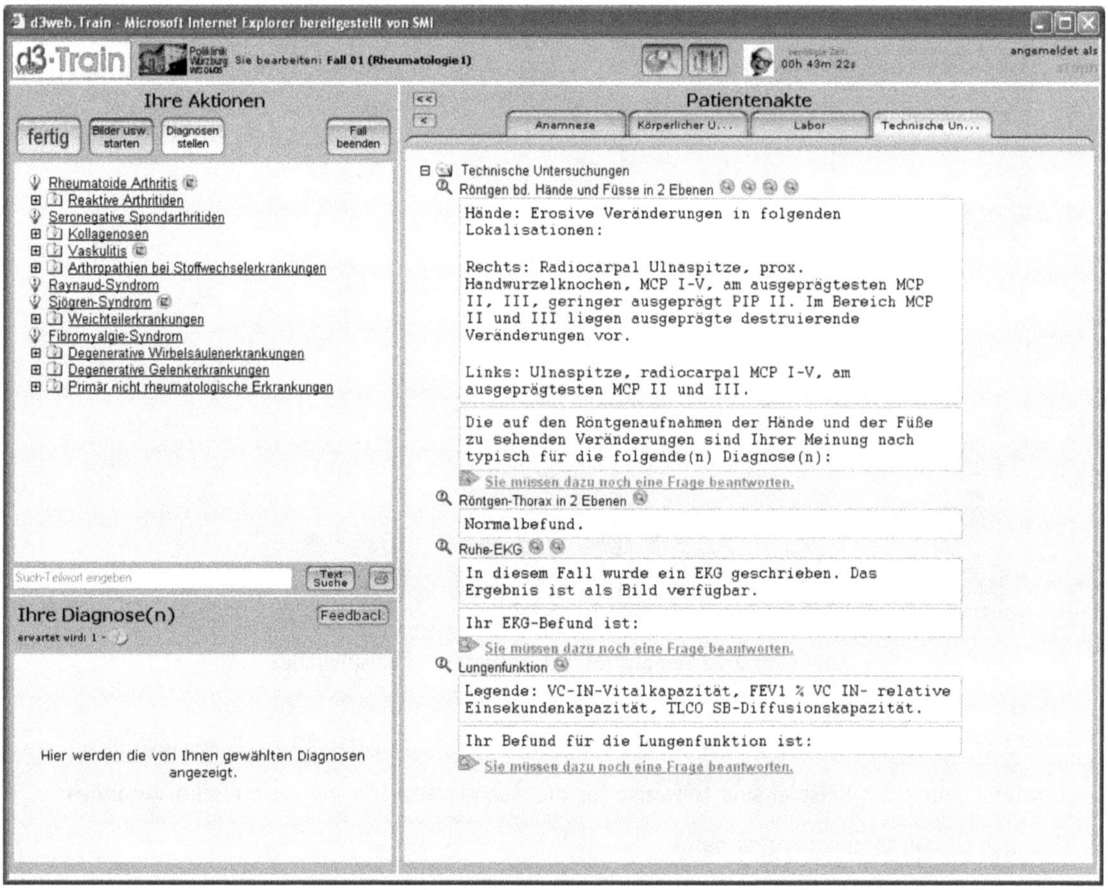

Abbildung 2-23 Screenshot: Technische Untersuchungen des Beispielfalles

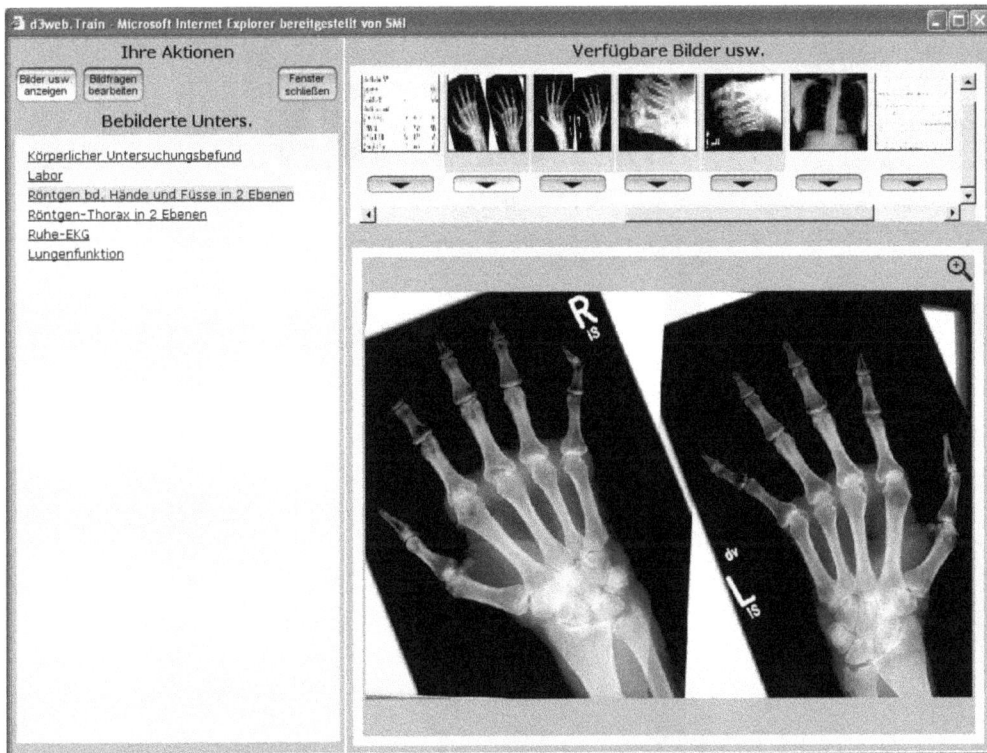

Abbildung 2-24 Screenshot: Technische Untersuchungen des Beispielfalles

Die Röntgenuntersuchung zeigt für die Erkrankung typische Untersuchungsbefunde (im Sinne erosiver Veränderungen hauptsächlich der MCP-Gelenke) des virtuellen Patienten. Die Befundung kann direkt am Bildschirm vorgenommen werden. In einem Textfeld werden später zu diesem Bild Auszüge aus dem Bericht des Radiologen gezeigt.

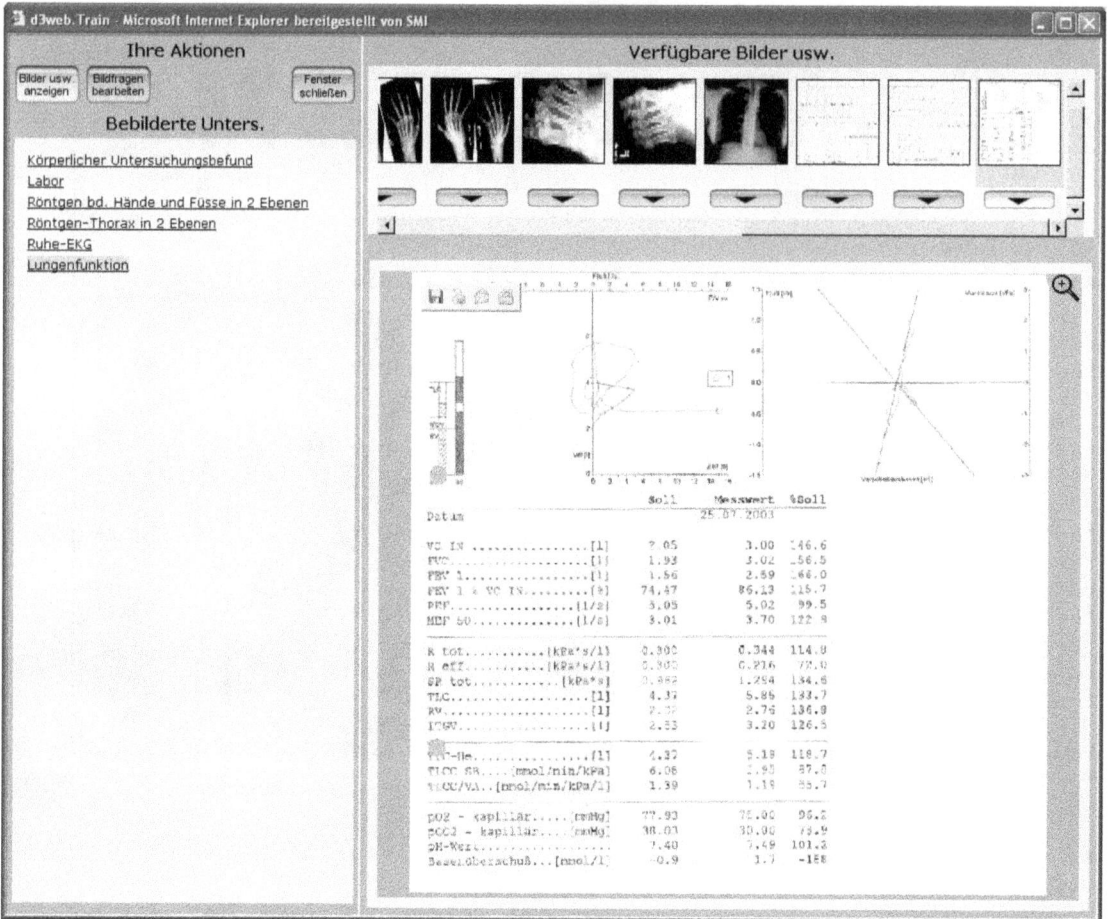

Abbildung 2-25 Screenshot: Technische Untersuchungen des Beispielfalles – Lungenfunktionsanalyse

Das Fenster zeigt die Lungenfunktionsanalyse des virtuellen Patienten in der Bildbetrachtung.

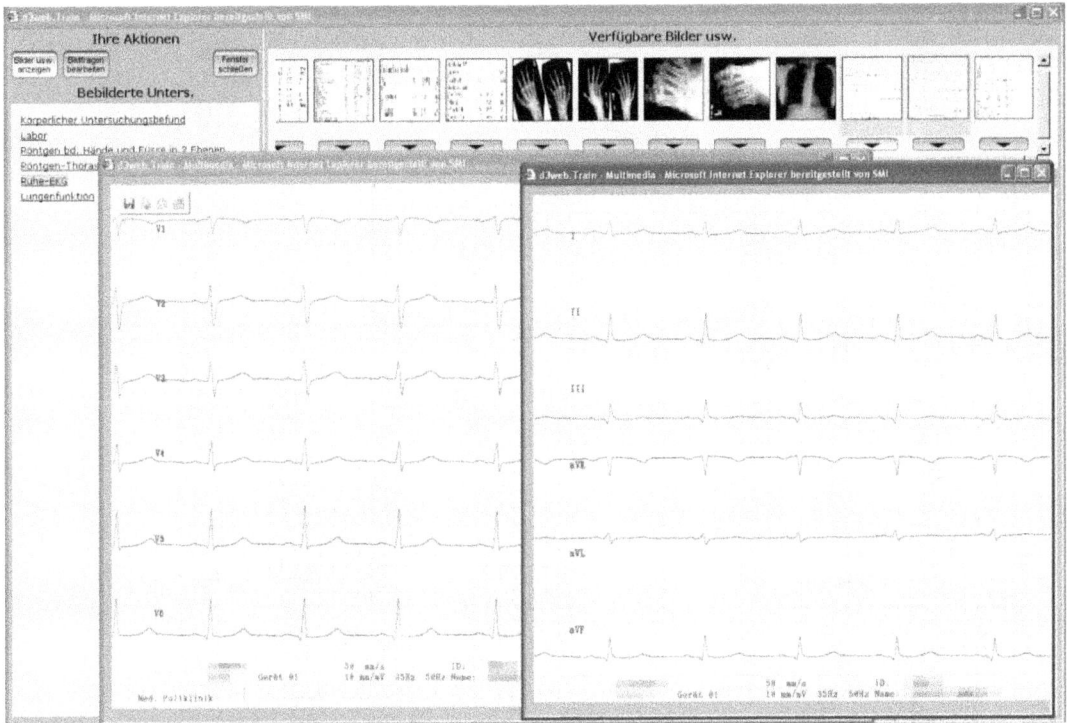

Abbildung 2-26 Screenshot: Technische Untersuchungen des Beispielfalles - EKG

Das EKG des Patienten wird gezeigt und kann direkt am Bildschirm befundet werden.

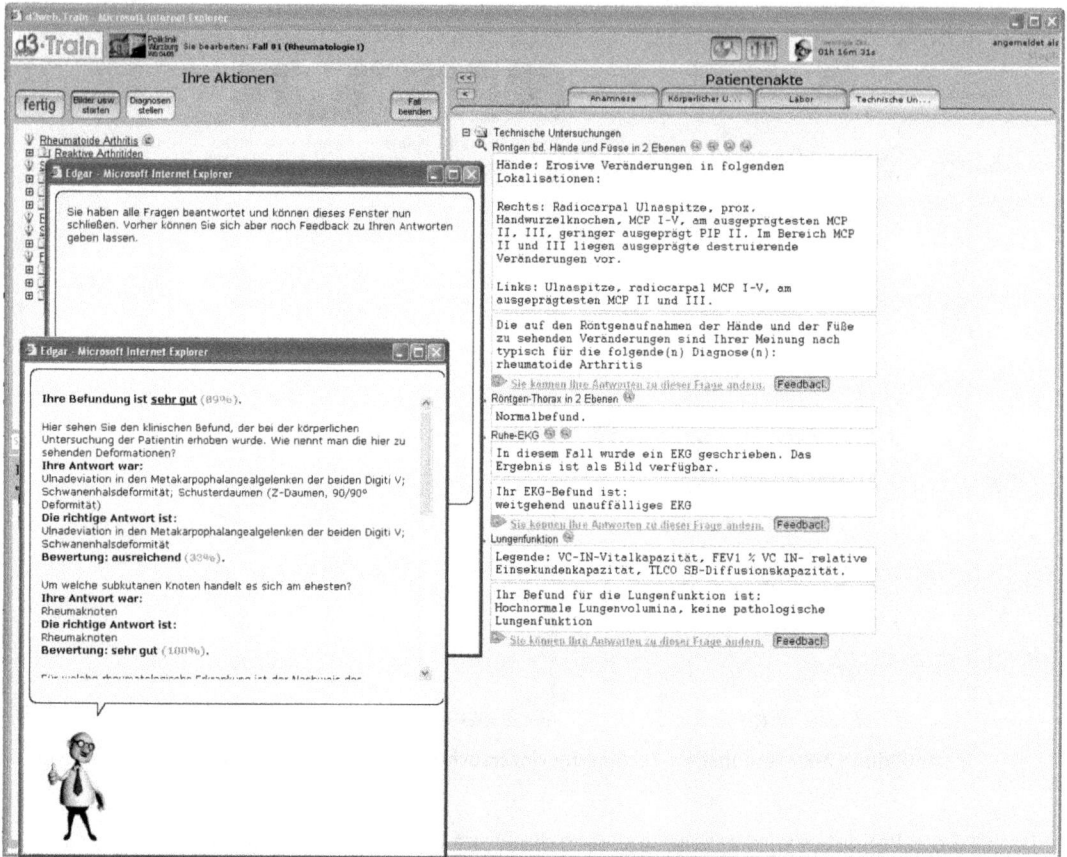

Abbildung 2-27 Screenshot: Technische Untersuchungen des Beispielfalles – Prof. Edgar

Ausführliches Feedback zu allen Fragen von Prof. Edgar nach Beantwortung aller Fragen zu den technischen Untersuchungen.

2.2.6 Diagnosestellung

Der letzte Schritt in der aktiven Bearbeitung des Falles. Nach Sichten aller Befunde und Beantworten der Fragen (optional, wenn die richtige Diagnose alleine ausreicht, um den Fall als bestanden werten zu können) kann der Benutzer nun die Diagnose ins System eintragen. Die Richtigkeit der Diagnose kann im Feedback-Fenster überprüft werden. Ist alles korrekt eingetragen, kann der Fall nun abgeschlossen werden.

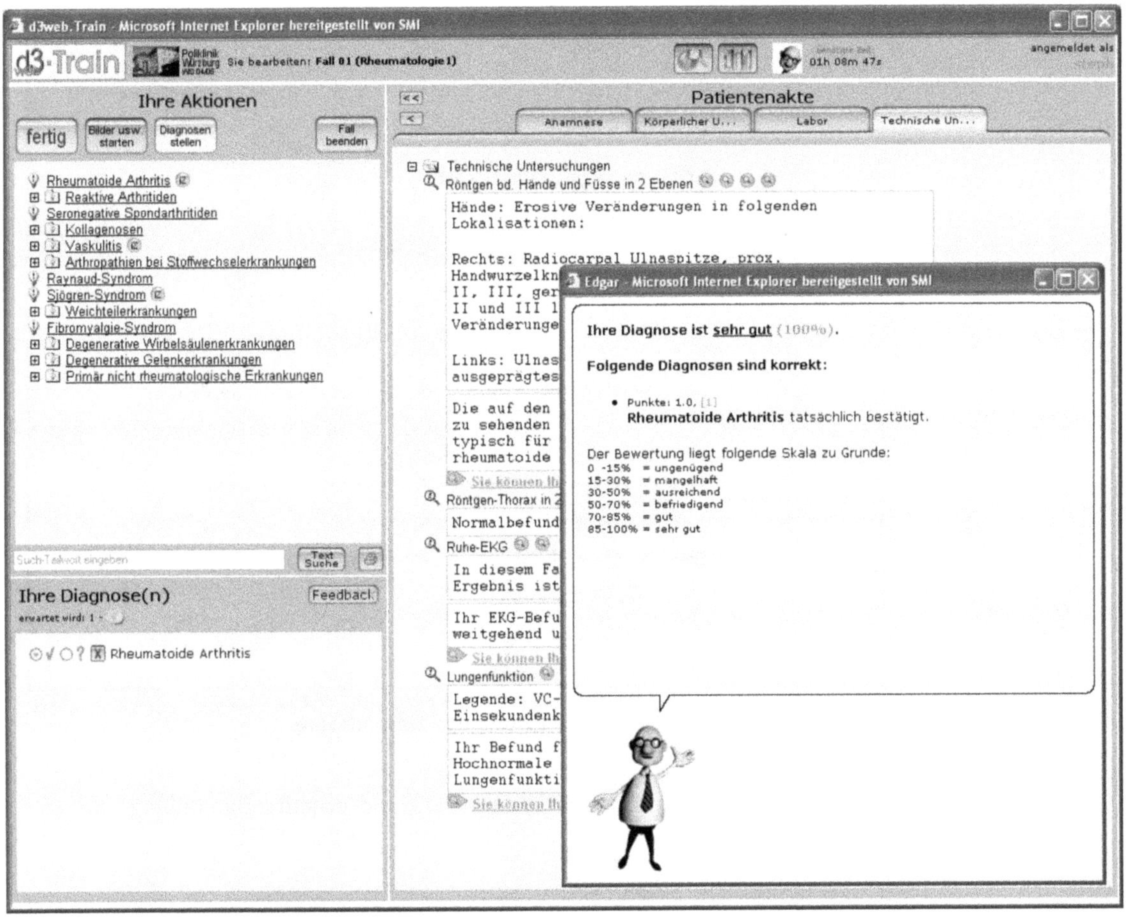

Abbildung 2-28 Screenshot: Diagnosestellung - Prof. Edgar

Auswahl einer Diagnose mit anschließendem Feedback durch Prof. Edgar.

2.2.7 Beurteilung / Gesamtscore

Dieser Teil des Falles wird vom System generiert. Die Gesamtwertung setzt sich zusammen aus den Einzel-Scores zu den jeweiligen Fragen zum Text, Fragen zu Bildbefundungen und der Diagnosestellung. Im Fenster wird der Gesamtscore einzeln aufgeschlüsselt und in der jeweiligen Gruppe mit deren Gewichtung angezeigt.

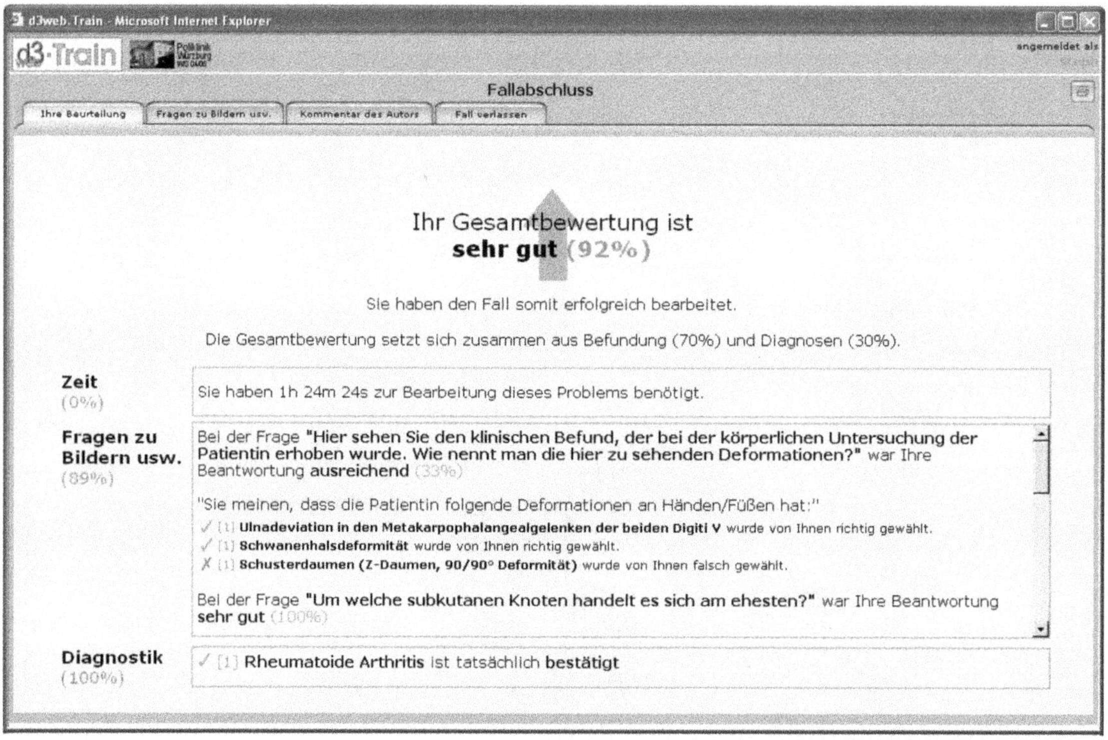

Abbildung 2-29 Screenshot: Beurteilung / Gesamtscore

Nach Bereichen und Fragen aufgeschlüsselter Gesamtscore und erneute Darstellung aller Zwischenfragen sowie der möglichen Antworten.

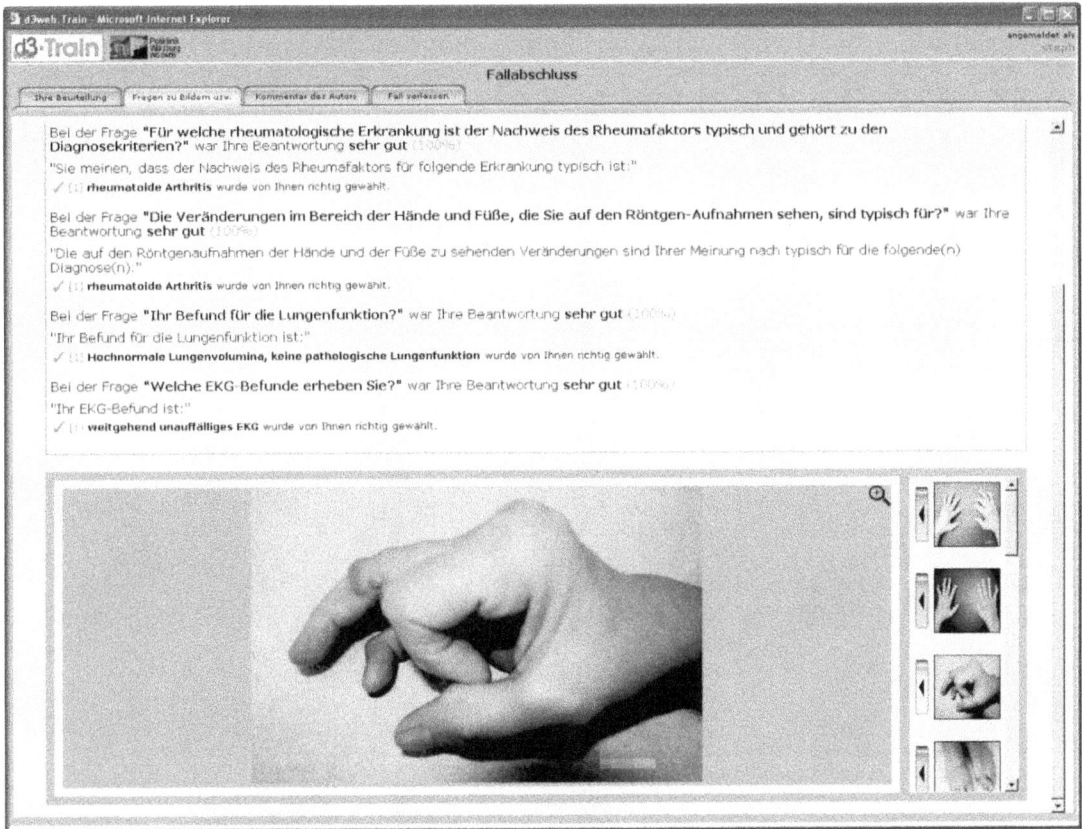

Abbildung 2-30 Screenshot: Bildbefundung, Abschluss des Falles

Im Fallabschluss-Fenster werden noch einmal alle Bildfragen und Multimedia-Material gezeigt, sowie die Fragen mit den jeweiligen Lösungen detailliert aufgeschlüsselt.

2.2.8 Fallkommentar / Fallende

Im Kommentar des Autors wird das Krankheitsbild, die einzelnen Befunde, der Verlauf, die Therapie, die Diagnosekriterien, aufgrund derer die Diagnose zu stellen und zu sichern ist, und Hintergrundinformationen präsentiert. An dieser Stelle soll der User seine Diagnosefindung mit der „Musterlösung" abgleichen.

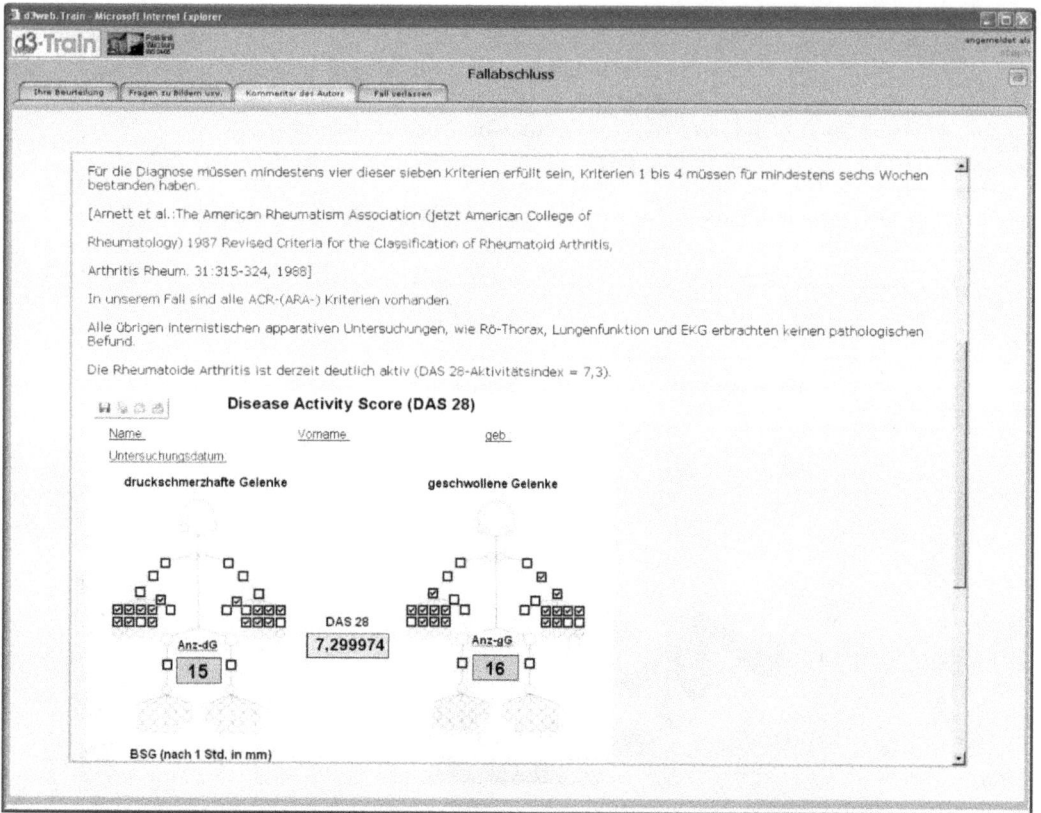

Abbildung 2-31 Screenshot: Kommentar des Autors im Fallabschluss

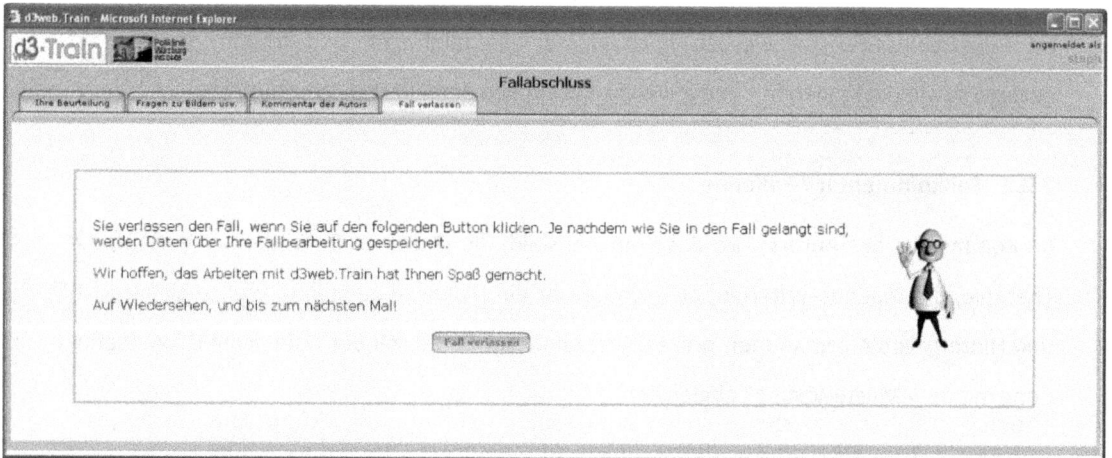

Abbildung 2-32 Screenshot: Fall verlassen, Rückkehr zum Leistungsscreen

2.3 Kursdesign

Der Kurs war auf die komplette Dauer des Semesters ausgelegt: 11 Wochen (10 x 1 Doppelstunde / Woche sowie 1 Klausurtermin). Die drei Fachgebiete Allergologie, Immundefekte und Rheumatologie waren fester Bestandteil des Kurses der klinischen Immunologie / Rheumatologie. Zeitgleich zu den Vorlesungen wurden die Fälle mit auf die Vorlesung abgestimmter Thematik freigeschaltet.

Am Ende des Kurses war eine MC-Klausur zum Scheinerwerb vorgesehen. Die erfolgreiche Lösung von 60% der Fälle war obligatorisch zur Erfüllung der Klausurvoraussetzung (siehe Kapitel 2.4 Durchführung des Kurses).

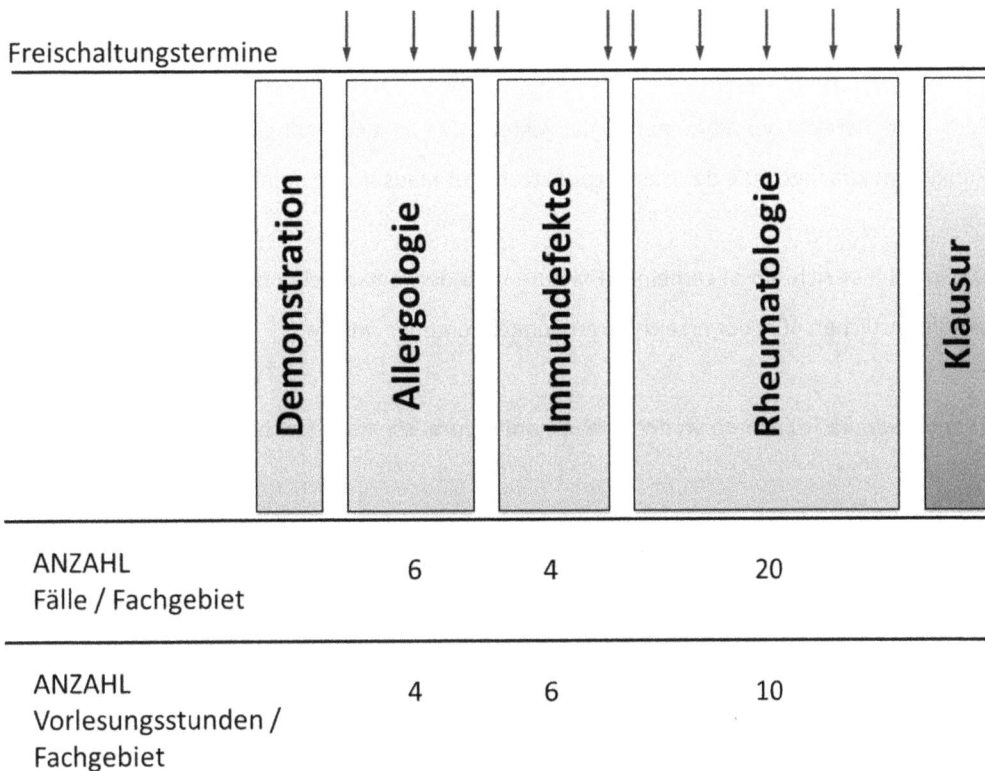

	Demonstration	Allergologie	Immundefekte	Rheumatologie	Klausur
ANZAHL Fälle / Fachgebiet		6	4	20	
ANZAHL Vorlesungsstunden / Fachgebiet		4	6	10	

Abbildung 2-33 Kursdesign, grafische Darstellung

2.4 Durchführung des Kurses

Die verfügbaren Plätze des Kurses waren zunächst auf 62 Studenten begrenzt. Die Anmeldung erfolgte während der Semesterferien über die universitätseigene Dekanatsseite.

Die Kriterien der Klausurzulassung sowie deren Bewertungsskala wurden bereits vor Beginn des Kurses festgelegt: Um die Klausurvoraussetzung zu erfüllen, mussten insgesamt 20 der 30 verfügbaren Fälle (mit 60% oder mehr) richtig gelöst werden. Die Fälle konnten mehrfach bearbeitet werden. Ein einmal als bestanden gewerteter Fall wurde als solcher im Leistungs-Screen markiert und musste nicht mehr bearbeitet werden.

Am Ende des Semesters fand eine MC-Klausur statt. Inhalt der Klausur waren vier an die Trainingsfälle angelehnte Fälle, zu denen Fragen beantwortet werden mussten. Es wurde je ein Fall zum Themengebiet der Allergologie und der Immundefektsyndrome, sowie zwei Fälle zum Bereich der Rheumatologie gestellt. Die in den Fallbearbeitungen vergebenen Punkte entsprachen 60% der Gesamtpunktzahl der Klausur und damit der Bestehensgrenze.

Daran schloss sich ein allgemeiner Fragenteil zu den entsprechenden Themengebieten an, wo die restlichen 40% der erreichbaren Punkte vergeben wurden.

Ebenso war die Teilnahme an den Evaluationen Voraussetzung für den Scheinerwerb.

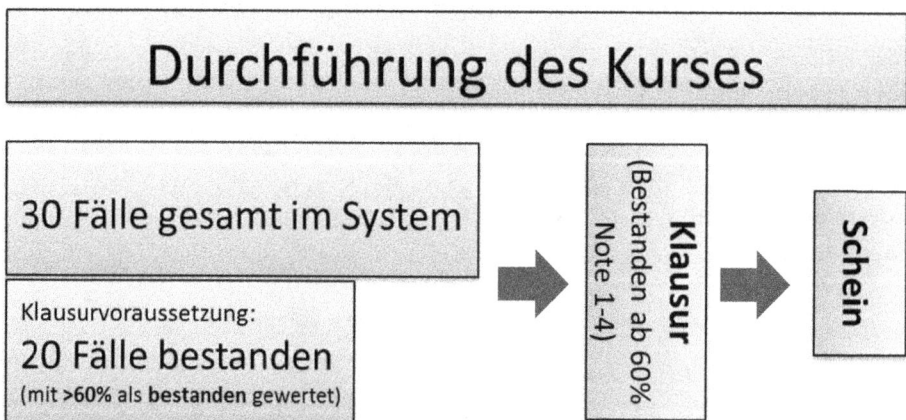

Abbildung 2-34 Durchführung des Kurses, grafische Darstellung

2.5 Evaluation und Fragebögen

2.5.1 Evaluationskonzept

Das Untersuchungskollektiv bestand aus Medizinstudenten des sechsten Semesters der Universität Würzburg.

Für diese Evaluation wurden eigens erstellte Fragebögen verwendet, die von den Studierenden zu Beginn und am Ende des Kurses, sowie direkt nach dem Lösen eines Falles (elektronischer Fragebogen) auszufüllen waren. Die Teilnahme an den Evaluationen war ebenfalls Voraussetzung für den Scheinerwerb.

Der erste Teil der Evaluation zu Beginn des Kurses diente dazu, die Erwartungshaltung der Studierenden, sowie deren Einstellung zur Nutzung von elektronischen Lern- und Trainingssystemen zu erfragen. Weiter wurde die technische Ausstattung sowie die Netzkompetenz mittels des Fragebogens erfasst.

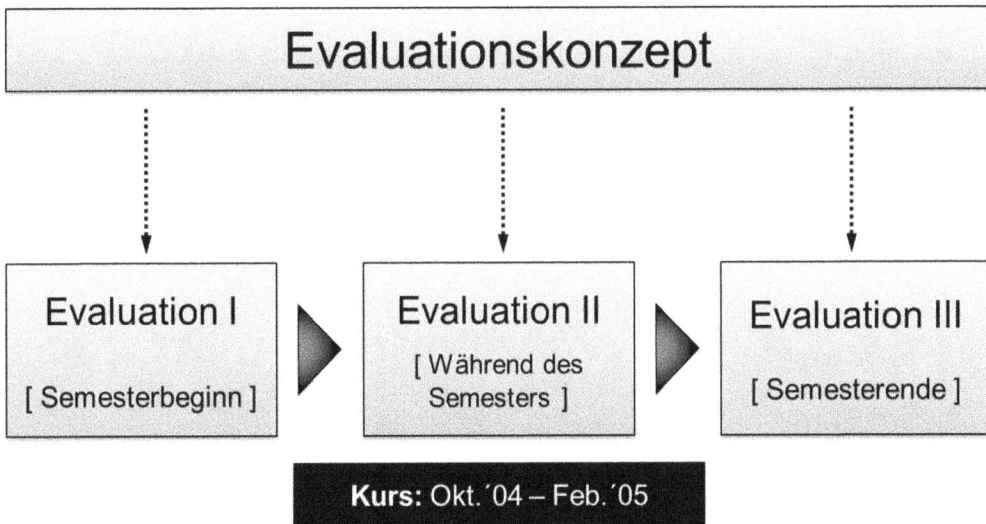

Abbildung 2-35 Evaluationskonzept, grafische Darstellung

2.6 Fragebogen / Evaluation

2.6.1 Fragebogen zu Beginn des Kurses (Evaluation I)

1) *„Wie stehen Sie zum Einsatz elektronischer Trainingsprogramme als Ergänzung zu Vorlesungen im Medizinstudium?"*

← zustimmend	ablehnend →
○ ○ ○ ○ ○ ○ ○ ○ ○ ○ ○ ○ ○ ○ ○	

2) *„Haben Sie Befürchtungen, dass sie zu viel Zeit brauchen, um die Bedienung des Trainingsprogramms zu erlernen?"*

← ja, sehr große	nein, keine →
○ ○ ○ ○ ○ ○ ○ ○ ○ ○ ○ ○ ○ ○ ○	

3) *„Wie lange darf die Einarbeitung in das Trainingsprogramm ihrer Meinung nach maximal dauern?"*

○ <10min	○ 10-30min	○ 30min-1h	○ 1-2h	○ 2-3h	○ 3-6h	○ >6h

4) *„Erwarten Sie, dass Sie durch die Behandlung virtueller Patienten auf Ihre Tätigkeit als Arzt besser vorbereitet werden?"*

← ja	nein →
○ ○ ○ ○ ○ ○ ○ ○ ○ ○ ○ ○ ○ ○ ○	

5) *„Für wie kompetent halten Sie sich bezüglich der Nutzung des Internets / World Wide Web?"*

← Anfänger	Experte →
○ ○ ○ ○ ○ ○ ○ ○ ○ ○ ○ ○ ○ ○ ○	

6) *„Besitzen Sie einen eigenen Computer / Laptop?"*

○ ja	○ nein

7) *„Haben Sie irgendwo Zugang zum Internet?"*

○ ja	○ nein

2.6.2 Abschluss-Evaluation III (Teil 1)

Der abschließende Teil der Evaluation diente der Erfassung der Erfahrungen, die die Studenten im Verlauf des Kurses gemacht haben.

1) *„Wie stehen Sie zum Einsatz von d3web.Train als Ergänzung zu Vorlesungen im Medizinstudium?"*

	$\leftarrow$ zustimmend	ablehnend $\rightarrow$	
○ ○ ○ ○ ○ ○ ○ ○ ○ ○ ○ ○ ○ ○			

2) *„Denken Sie dass Sie durch die Behandlung virtueller Patienten auf Ihre Tätigkeit als Arzt besser vorbereitet wurden?"*

	$\leftarrow$ ja	nein $\rightarrow$	
○ ○ ○ ○ ○ ○ ○ ○ ○ ○ ○ ○ ○ ○			

3) *„Wie lange haben Sie für die Einarbeitung in d3web.Train gebraucht?"*

○ <10min	○ 10-30min	○ 30min-1h	○ 1-2h	○ 2-3h	○ 3-6h	○ >6h

4) *) „Haben Sie die Fälle an Ihrem eigenen Computer/Laptop bearbeitet?"*

○ überwiegend ja	○ eher halb/halb	○ überwiegend nein

5) *„Falls Sie Fälle auch woanders bearbeitet haben, wo haben Sie die Fälle dann bearbeitet? (Mehrfachnennung möglich)"*

○ bei Mitstudierenden	○ bei Bekannten/Verwandten	○ im SkillsLab
○ in sonstigen universitären Einrichtungen	○ an sonstigen öffentlich zugänglichen Computern (InternetCafé o.ä.)	

6) *„Wie viele Fälle haben Sie alleine bearbeitet?"*

○ alle	○ mehr als 75%	○ 75-50%	○ 50-25%	○ weniger als 25%

7) „Falls Sie Fälle nicht alleine bearbeitet haben, wie viele Personen waren bei der Fallbearbeitung insgesamt aktiv beteiligt?"

○ meist zwei	○ zwei oder drei	○ meist drei	○ meist mehr als drei

8) „Welche zusätzlichen Hilfen haben Sie zur Einarbeitung in Anspruch genommen?"

○ Mitstudierende	○ Dozenten	○ SkillsLab
○ Online-Bedienkurse direkt von www.d3webtrain.de		

9) „Hatten Sie (auch nach der Einarbeitungsphase) noch Schwierigkeiten bei der Bedienung?"

○ ja	○ nein

10) „Falls Sie nach der Einarbeitungsphase noch Schwierigkeiten bei der Bedienung hatten: Wo hatten Sie Bedienungsschwierigkeiten?"

○ bei der Diagnoseauswahl	○ bei der Bildbefundung
○ bei der Patientenakte	○ beim Hintergrundwissen

11) „Falls bei Ihnen der Hilfe-Agent Edgar auf Bedienfehler hingewiesen hat („Sie sollten sich erst die komplette Patientenakte anschauen", „Sie müssen noch eine Frage beantworten", „Sie müssen Diagnosen auswählen"): Wie empfanden Sie dies?"

|← hilfreich	störend →|
○ ○ ○ ○ ○ ○ ○ ○ ○ ○ ○ ○	

12) „Falls bei Ihnen der Hilfe-Agent Edgar auf Bedienfehler hingewiesen hat: Welchen der folgenden Aussagen können Sie zustimmen?"

○ Edgar sollte immer kommen, wenn man einen Fehler macht
○ Edgar sollte einmal kommen und mich dann erst mal ein paar Fehler machen lassen
○ Edgar sollte gar nicht kommen weil er meine Konzentration stört
○ Manchmal hat Edgar eine meiner Aktionen unpassenderweise verhindert

2.6.3 Abschluss-Evaluation III (Teil 2)

1) *„Mussten Sie bei dem Computer bzw. den Computern, an dem bzw. denen Sie Fälle bearbeitet haben, die Konfiguration des Microsoft Internet Explorers verändern, damit d3web.Train reibungslos läuft?"*

○ ja	○ nein

2) *„Falls Sie die Konfiguration ändern mussten: Wie sind Sie darauf gekommen, dies zu tun?"*

○ *Durch den Text auf der Seite, von der aus das Kurssystem geöffnet wird („Das Kurssystem wird in einem neuen Fenster gestartet. Falls dies nicht geschieht …")*
○ *Durch die Ausgabe bei dem Starttest von d3web.Train (die kleinen runden Punkte, die sich grün färben)*
○ *Wegen merkwürdigen Programmverhaltens*

3) *„Falls Sie die Konfiguration ändern mussten: Welche Aussagen treffen zu?"*

○ *Ich habe die Anleitung auf www.d3webtrain.de gelesen*
○ *Ich habe die Datei von www.d3webtrain.de zur automatischen Änderung verwendet*
○ *Ich habe das ohne Schwierigkeiten hinbekommen*
○ *Mitstudierende haben mir dabei geholfen*
○ *Bekannte haben mir dabei geholfen*
○ *Ich hab es nicht hinbekommen, aufgegeben und an einem anderen Rechner gearbeitet Hauptgrund dafür war:_____*

4) *„Hatten Sie das „Problem der vielen Fenster" bei der Bildbefundung?"*

○ ja	○ nein

5) *„Falls Sie an einem Computer/Laptop trotz richtiger Konfiguration noch technische Probleme mit d3web.Train hatten: Welche Aussagen treffen für den Rechner zu?"*

○ *Der Rechner verfügt über eine langsame Internetanbindung (Modem/ISDN)*
○ *Der Rechner ist einfach langsam*
○ *Der Rechner hat einen langsamen Prozessor (max. Pentium III / Athlon / Duron 1000)*

◯ Der Rechner hat 128MB RAM oder weniger
◯ Das Betriebssystem war Windows 95, Windows 98 oder Windows ME
◯ Der Rechner hat eine weitere Besonderheit und zwar: Und zwar:_____

6) „Was halten Sie vom Feature „Untersuchung selbst auswählen mit Kosten"?"

|← sehr sinnvoll	sinnlos →|
◯ ◯ ◯ ◯ ◯ ◯ ◯ ◯ ◯ ◯ ◯ ◯ ◯ ◯ ◯	

7) „Was halten Sie vom Feature „Untersuchung begründen"?"

|← sehr sinnvoll	sinnlos →|
◯ ◯ ◯ ◯ ◯ ◯ ◯ ◯ ◯ ◯ ◯ ◯ ◯ ◯ ◯	

8) „Was halten Sie vom Feature „Diagnosen begründen"?"

|← sehr sinnvoll	sinnlos →|
◯ ◯ ◯ ◯ ◯ ◯ ◯ ◯ ◯ ◯ ◯ ◯ ◯ ◯ ◯	

9) „Was halten Sie vom Feature „Therapien auswählen"?"

|← sehr sinnvoll	sinnlos →|
◯ ◯ ◯ ◯ ◯ ◯ ◯ ◯ ◯ ◯ ◯ ◯ ◯ ◯ ◯	

10) „Was halten Sie vom Feature „Therapien begründen"?"

|← sehr sinnvoll	sinnlos →|
◯ ◯ ◯ ◯ ◯ ◯ ◯ ◯ ◯ ◯ ◯ ◯ ◯ ◯ ◯	

11) „Was halten Sie vom Feature „Nachbehandlungen"?"

|← sehr sinnvoll	sinnlos →|
◯ ◯ ◯ ◯ ◯ ◯ ◯ ◯ ◯ ◯ ◯ ◯ ◯ ◯ ◯	

12) „Was halten Sie vom Feature „Allgemeine Fragen nach dem Fallende"?"

|← sehr sinnvoll	sinnlos →|
◯ ◯ ◯ ◯ ◯ ◯ ◯ ◯ ◯ ◯ ◯ ◯ ◯ ◯ ◯	

13) „Welches Hintergrundwissen haben Sie genutzt?"

○ Links bei den Diagnosen
○ Bibliothek (Vorlesungsskripte)
○ Diagnosetrainer
○ Suche
○ Direkte Suche

14) „Wann haben Sie das Hintergrundwissen genutzt?"

○ Bei der Diagnosestellung
○ Bei der Bildbefundung
○ Beim Lesen der Patientenakte

15) „Haben Sie den Diagnosetrainer genutzt und was halten Sie von diesem Feature?"

○ ja	○ nein
|← sehr sinnvoll	sinnlos →|
○ ○ ○ ○ ○ ○ ○ ○ ○ ○ ○ ○ ○ ○	

16) „Wie gelungen ist das Design allgemein?"

|← sehr gelungen	misslungen →|
○ ○ ○ ○ ○ ○ ○ ○ ○ ○ ○ ○ ○ ○	

17) „Wie beurteilen Sie die Farbgebung?"

|← ansprechend	gefällt mir nicht →|
○ ○ ○ ○ ○ ○ ○ ○ ○ ○ ○ ○ ○ ○	

18) „Wie beurteilen Sie die Aufteilung der Fenster?"

|← sinnvoll	misslungen →|
○ ○ ○ ○ ○ ○ ○ ○ ○ ○ ○ ○ ○ ○	

19) „Wie beurteilen Sie die sonstige grafische Gestaltung (Rahmen, Buttons,...)?"

|← ansprechend	gefällt mir nicht →|
○ ○ ○ ○ ○ ○ ○ ○ ○ ○ ○ ○ ○ ○ ○	

20) „Wie beurteilen Sie die Anordnung der Bedienung?"

|← sinnvoll	misslungen →|
○ ○ ○ ○ ○ ○ ○ ○ ○ ○ ○ ○ ○ ○ ○	

21) „Wie beurteilen Sie die Bedienung insgesamt?"

|← sehr gut	sehr schlecht →|
○ ○ ○ ○ ○ ○ ○ ○ ○ ○ ○ ○ ○ ○ ○	

22) „Was würden Sie zu den Bewertungsmeldungen von Edgar sagen?"

○ Sie verraten zu viel
○ Sie sind nicht aussagekräftig genug
○ Sie sollten noch abgestufter sein

2.6.4 Fallspezifischer elektronischer Feedback-Fragebogen (Evaluation II)

Dieser elektronische Fragebogen wurde während des Semesters direkt nach der Bearbeitung eines Falles angezeigt. Dieser Fragebogen wurde speziell für den Gebrauch mit d3web.Train entwickelt und erlaubt die Erfragung der Akzeptanz, des subjektiven Lernerfolgs und gibt den Studenten außerdem die Möglichkeit, sich im Freitext zu äußern.

1) „Die Bedienung im gerade bearbeiteten Fall fiel mir leicht."

|← stimmt genau	stimmt gar nicht→|
○ ○ ○ ○ ○ ○ ○ ○ ○ ○ ○ ○ ○ ○ ○	

2) „Bewerten Sie den Fall, den Sie gerade bearbeitet haben, inhaltlich und didaktisch mit einer Schulnote."

1	2	3	4	5	6
○	○	○	○	○	○

3) „*Optional: Falls Ihnen zum gerade bearbeiteten Fall etwas besonders positiv oder negativ auffiel, dann schildern Sie es bitte kurz hier im Kommentarfenster:*"

```



```

2.7 Kurze Vorstellung alternativer Trainingssysteme

2.7.1 CAMPUS-Software

„*Das CAMPUS-System wurde als **realitätsnahes, interaktives, fallbasiertes und multimediales Lernprogramm** konzipiert.*" Der Lernende soll sich die Lehrinhalte durch die „Betreuung eines virtuellen Patienten" von der ersten Anamnese bis zur abschließenden Therapie großteils selbst erarbeiten. Alle Entscheidungen werden dabei vom User getroffen, wobei er jeweils Feedback zu diesen Entscheidungen erhält.

Die Software besitzt einen modularen Aufbau und bietet dadurch ein großes Spektrum an Anpassung der Software an die jeweiligen Erfordernisse (Starkloff P., 2001) (Ruderich F., 2002) (CAMPUS - Medizinische Fakultät Heidelberg, 2008) (Heid J, 2009).

2.7.2 CASUS

„*CASUS ist ein fallorientiertes multimediales Lern- und Autorensystem für die Aus- und Weiterbildung von Medizinern, wird aber mittlerweile auch in anderen Fachbereichen, wie z.B. Rechtswissenschaften, Anglistik oder Veterinärmedizin eingesetzt.*"
Anwendung findet es in der BRD an mittlerweile 15 verschiedenen Fakultäten sowie in der Virtuellen Hochschule Bayern. Außerdem wird die Software in verschiedenen internationalen Projekten eingesetzt.

Neben dem Einsatz in der Ausbildung von Studenten finden mit dem Programm auch zertifizierte Weiterbildungen für Ärzte statt (CASUS - INSTRUCT AG) (Fischer M. , 2000) (Fischer M. , 2001) (Simonsohn A., Evaluation of a case-based computerized learning program (CASUS) for medical students during their clinical, 2004) (Simonsohn A., Fallbasiertes computergestütztes Lernen in der Inneren Medizin an der Universität München: Erfolgreiche Integration oder überflüssiger Zusatz?, 2003).

2.7.3 INMEDEA-Simulator

„Der INMEDEA Simulator ist eine webbasierte e-Learning Plattform zur medizinischen Aus-, Fort- und Weiterbildung." Ähnlich wie bei den bereits vorgestellten Systemen soll sich der Lernende den Lehrstoff interaktiv anhand der Betreuung virtueller Patienten von der ersten Anamnese bis zur abschließenden Therapie zum größten Teil selbst erarbeiten (INMEDEA).

3 Ergebnisse

3.1 Zusammensetzung des Kurses

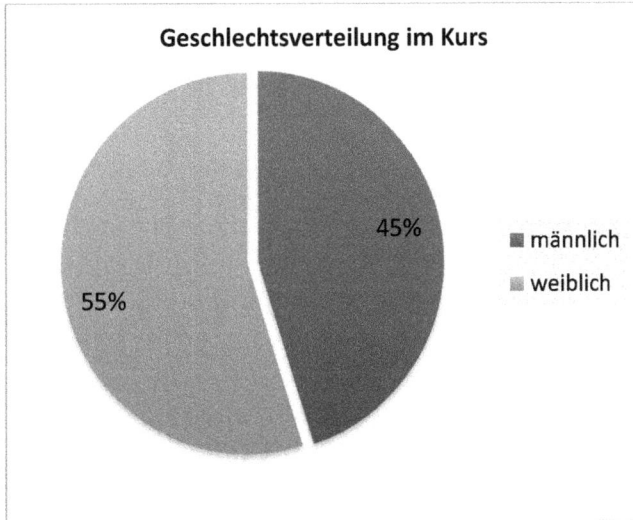

Geschlechtsverteilung im Kurs

45%

55%

■ männlich
■ weiblich

Diagramm 3-1 Geschlechtsverteilung im Kurs

Es nahmen 62 Studierende an dem Kurs teil, wobei der Anteil an Studentinnen leicht überwog.

3.2 Ergebnisse der Evaluation I

Der erste Teil der Evaluation zu Beginn des Semesters diente der Erfassung der Erwartungshaltung der Studierenden sowie deren Einstellung zur Nutzung von elektronischen Lern- und Trainingssystemen. Weiterhin diente der Fragebogen der Erfragung ihrer jeweiligen technischen Ausstattung sowie der subjektiven Einschätzung ihrer Netzkompetenz.

Die Ergebnisse der Auswertung der Fragebögen werden einzeln anhand der Fragen gegliedert.

Im ersten Teil der Evaluation konnten nicht alle Fragebögen eingesammelt werden. Die Rücklaufquote betrug circa 73%.

1) „Wie stehen Sie zum Einsatz elektronischer Trainingsprogramme als Ergänzung zu Vorlesungen im Medizinstudium?"

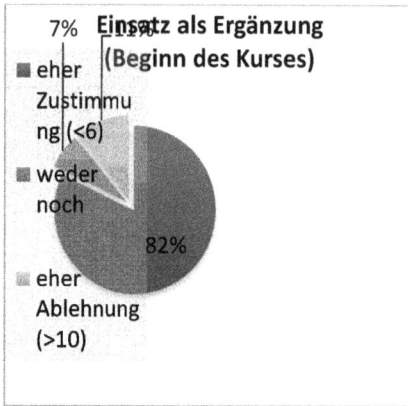

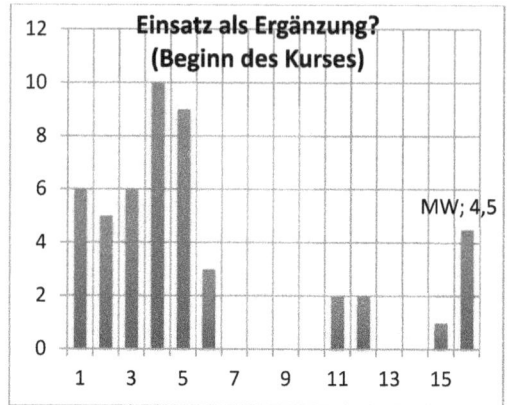

(Bewertungsskala 1-15, kleine Werte = hohe Erwartungen)

Diagramm 3-2 Einsatz als Ergänzung zur klassischen Lehre (Ergebnisse zu Beginn des Kurses)

Diese Frage diente der Erfassung der Erwartungshaltung der Studenten an Trainingsprogramme, die ergänzend zur Lehre im Medizinstudium eingesetzt werden.

2) „Haben Sie Befürchtungen, dass Sie zu viel Zeit brauchen, um die Bedienung des Trainingsprogramms zu erlernen?"

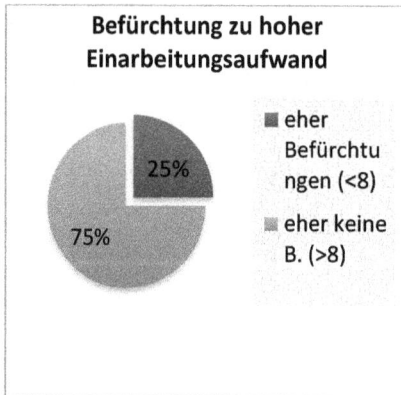

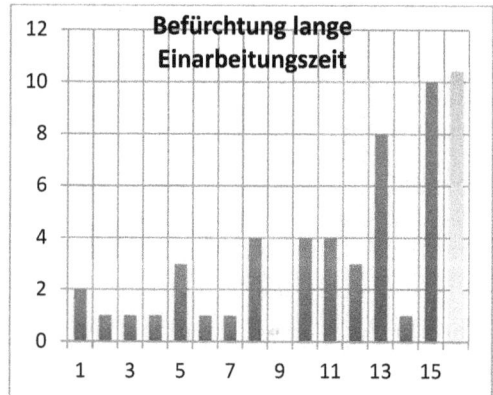

(Bewertungsskala 1-15, kleine Werte = keine/wenig Befürchtungen)

Diagramm 3-3 Einarbeitungszeit

Die Frage sollte die Befürchtungen der Studierenden bezüglich des Einarbeitungsaufwandes in das Programm erfragen.

3) „Wie lange darf die Einarbeitung in das Trainingsprogramm Ihrer Meinung nach maximal dauern?"

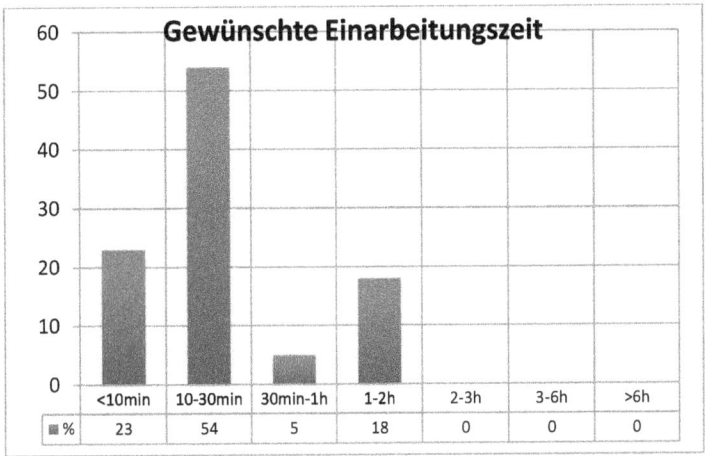

Gewünschte Einarbeitungszeit

	<10min	10-30min	30min-1h	1-2h	2-3h	3-6h	>6h
%	23	54	5	18	0	0	0

Diagramm 3-4 Von den Studierenden erwartete/gewünschte Einarbeitungszeit in das Trainingsprogramm

4) „Erwarten Sie, dass Sie durch die Behandlung virtueller Patienten auf Ihre Tätigkeit als Arzt besser vorbereitet werden?"

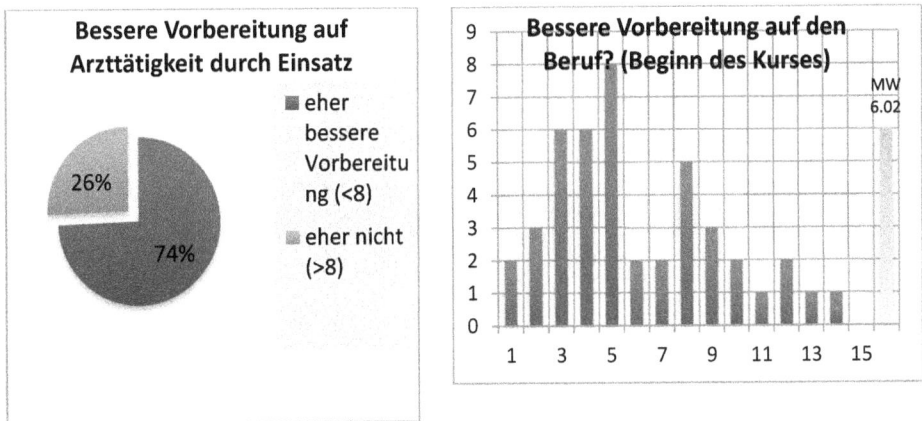

Bessere Vorbereitung auf Arzttätigkeit durch Einsatz

- eher bessere Vorbereitung (<8)
- eher nicht (>8)

26%
74%

Bessere Vorbereitung auf den Beruf? (Beginn des Kurses)

MW 6.02

(Bewertungsskala 1-15, kleine Werte = besser)

Diagramm 3-5 Bessere Vorbereitung auf den Beruf?

5) „Für wie kompetent halten Sie sich bezüglich der Nutzung des Internets / World Wide
Web?“

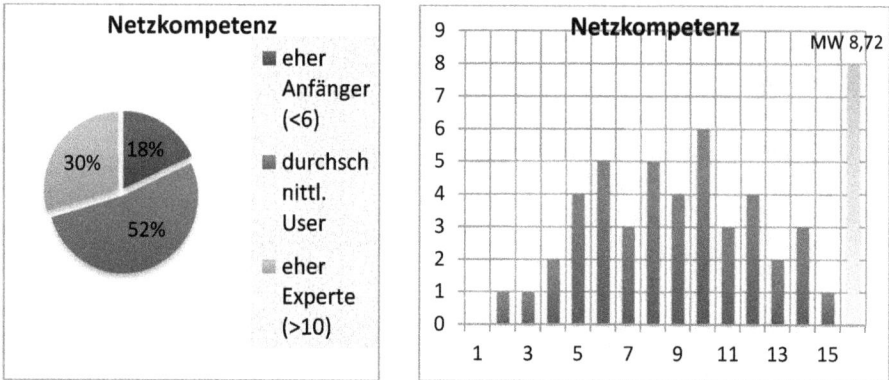

(Bewertungsskala 1-15, große Werte = mehr Kompetenz)

Diagramm 3-6 Subjektive Einschätzung der Netzkompetenz

Bei dieser Frage sollten die Studierenden ihre Netz-/Internetkompetenz einschätzen.

6) „Besitzen Sie einen eigenen Computer / Laptop?“

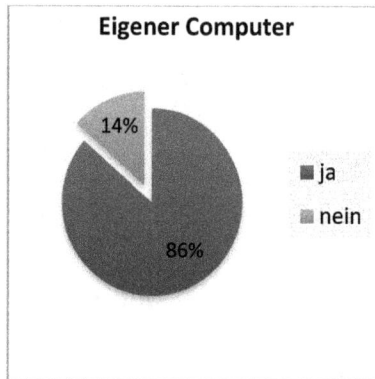

(JA-NEIN)

Diagramm 3-7 Eigener Computer

Die meisten der befragten Studierenden besitzen heutzutage einen eigenen Computer
beziehungsweise einen Laptop.

7) „Haben Sie irgendwo Zugang zum Internet?"

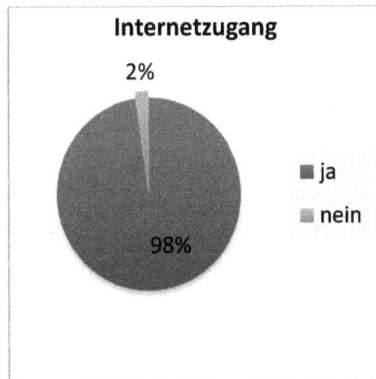

(JA-NEIN)

Diagramm 3-8 Internetzugang

Fast alle Studierende haben heutzutage Zugang zum Internet (Internetzugang daheim oder an der Universität oder bei Verwandten).

3.3 Ergebnisse der Evaluation II

Der dritte Teil der Evaluation am Ende des Semesters diente der Erfragung der Erfahrungen, welche die Studierenden im Verlauf des Kurses gemacht haben.

1) „Wie stehen Sie zum Einsatz von d3web.Train als Ergänzung zu Vorlesungen im Medizinstudium?"

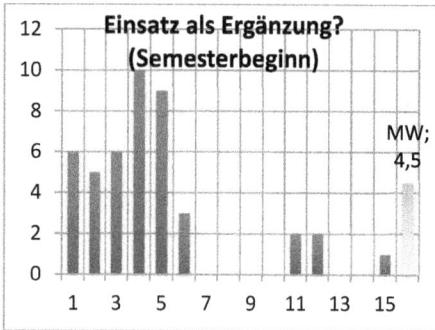

Einsatz als Ergänzung? (Semesterbeginn) — MW; 4,5

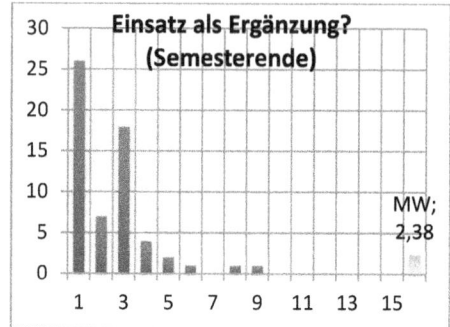

Semesterbeginn

Einsatz als Ergänzung? (Semesterende) — MW; 2,38

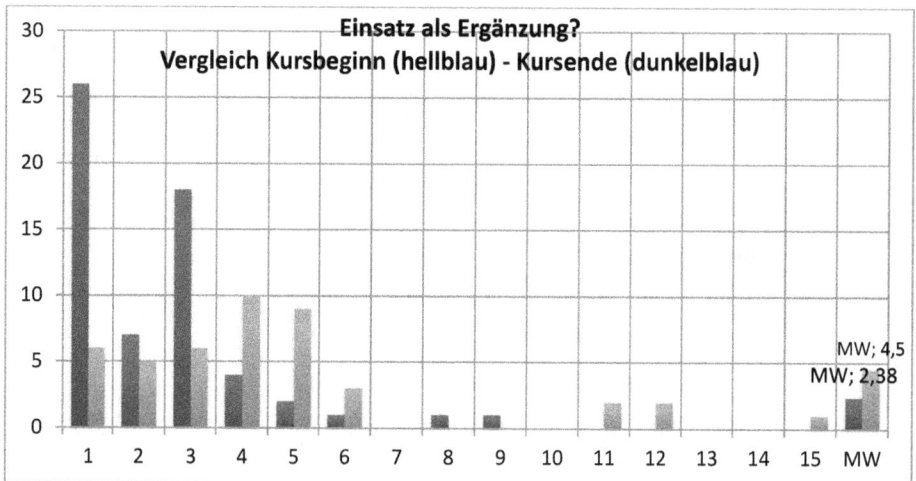

Semesterende

Einsatz als Ergänzung?
Vergleich Kursbeginn (hellblau) - Kursende (dunkelblau) — MW; 4,5 / MW; 2,38

(Bewertungsskala 1-15 – 1 = Sehr sinnvoll; 15 = überhaupt nicht sinnvoll)

Diagramm 3-9 Einsatz des Trainers als Ergänzung? Semesterbeginn / Semesterende / Im Vergleich

Bei dieser Frage wurde evaluiert, inwieweit d3web.Train in seiner Funktion als Ergänzung zur klassischen Lehre von den Studierenden akzeptiert wurde.

2) „Denken Sie, dass Sie durch die Behandlung virtueller Patienten auf Ihre Tätigkeit als Arzt besser vorbereitet wurden?"

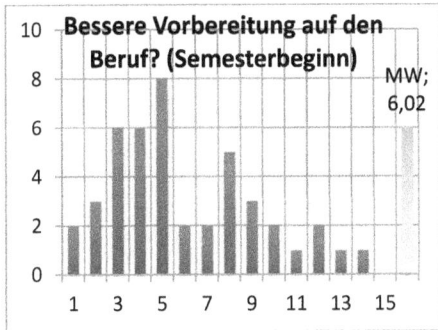

Semesterbeginn

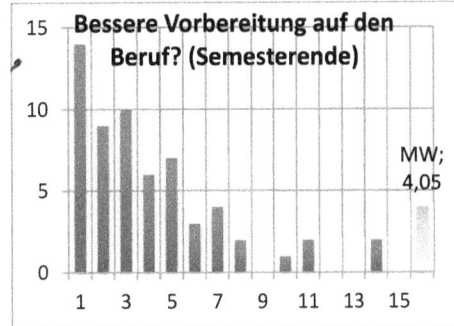

Semesterende

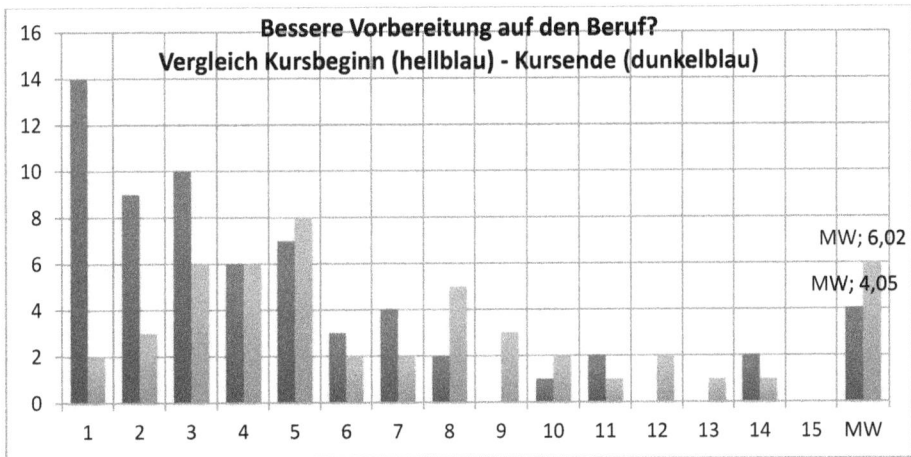

(Bewertungsskala 1-15 – 1 = Sehr sinnvoll; 15 = überhaupt nicht sinnvoll)

Diagramm 3-10 Bessere Vorbereitung auf den Beruf durch den Einsatz von CBT (d3web.Train)

Mit dieser Frage wollten wir herausfinden, ob die Studierenden meinen, so besser für ihren zukünftigen Beruf trainiert worden zu sein.

3) „Wie lange haben Sie für die Einarbeitung in d3web.Train gebraucht?"

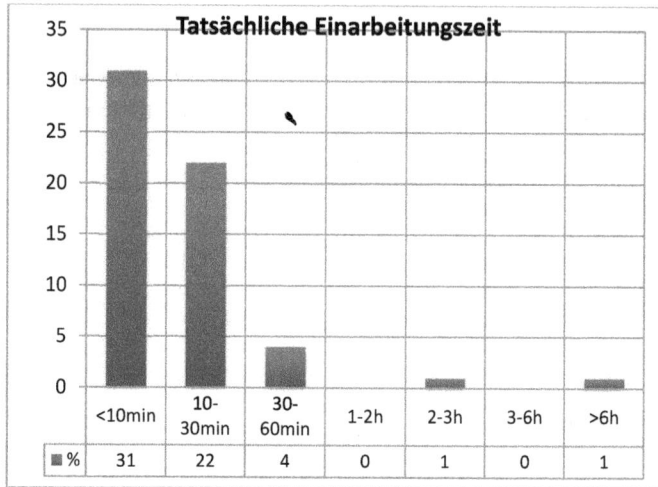

%	<10min	10-30min	30-60min	1-2h	2-3h	3-6h	>6h
	31	22	4	0	1	0	1

(kleine Werte = besser)

Diagramm 3-11 Tatsächliche Einarbeitungszeit

4) „Haben Sie die Fälle an Ihrem eigenen Computer/Laptop bearbeitet?"

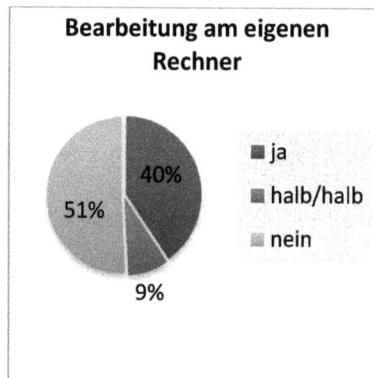

Diagramm 3-12 Bearbeitung am eigenen Rechner

5) „Falls Sie Fälle auch woanders bearbeitet haben, wo haben Sie die Fälle dann bearbeitet?"

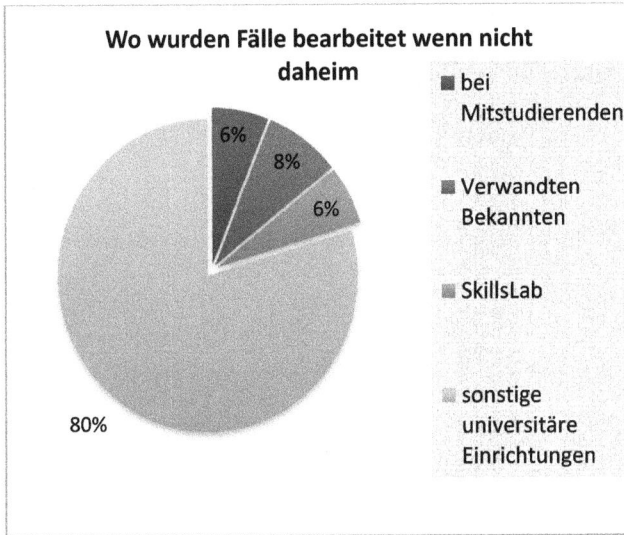

(Mehrfachnennung möglich)

Diagramm 3-13 Wo wurden die Fälle bearbeitet?

6) „Wie viele Fälle haben Sie alleine bearbeitet?"

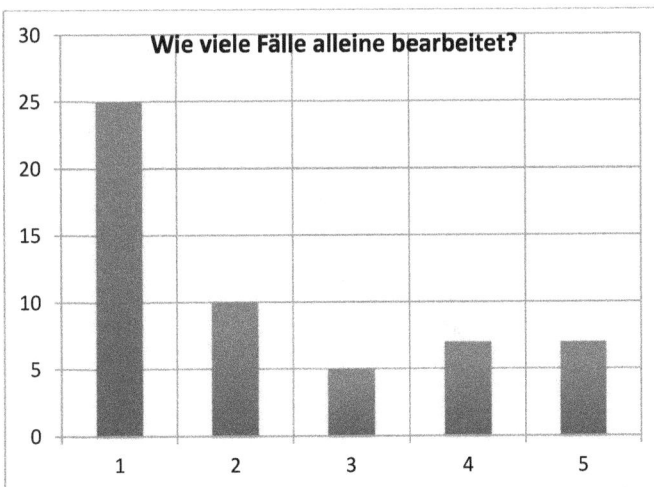

Diagramm 3-14 Wie viele Fälle alleine bearbeitet?

7) „Falls Sie Fälle nicht alleine bearbeitet haben: Wie viele Personen waren bei der Fallbearbeitung insgesamt aktiv beteiligt?"

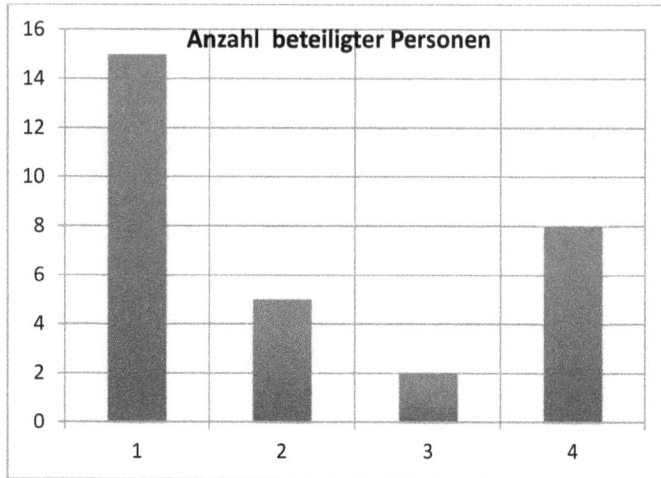

Diagramm 3-15 Personen aktiv bei der Fallbearbeitung

8) „Welche zusätzlichen Hilfen haben Sie zur Einarbeitung in Anspruch genommen?"

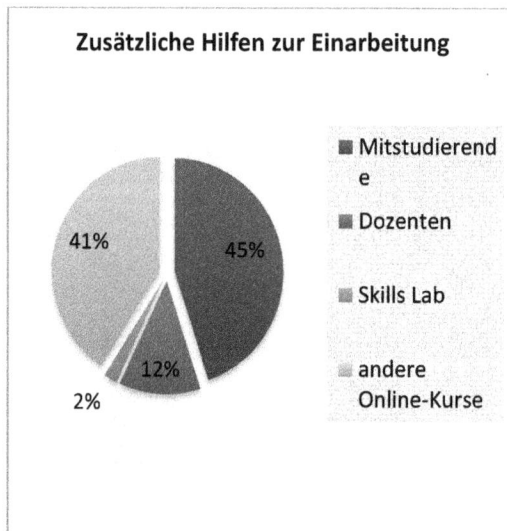

Diagramm 3-16 Hilfen bei der Einarbeitung

9) „Hatten Sie (auch nach der Einarbeitungsphase) noch Schwierigkeiten bei der Bedienung?"

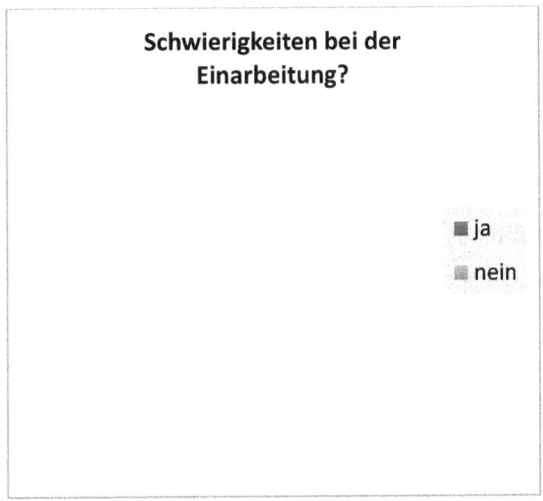

**Schwierigkeiten bei der
Einarbeitung?**

■ ja
■ nein

Diagramm 3-17 Schwierigkeiten nach der Einarbeitung

3.4 Evaluation der Fälle

Mit dem zweiten Teil der Evaluation wurde die Bewertung der Fälle erfasst. Dazu wurde vom
System nach jeder ersten Fallbearbeitung der Fragebogen zur Fallbewertung gestartet.

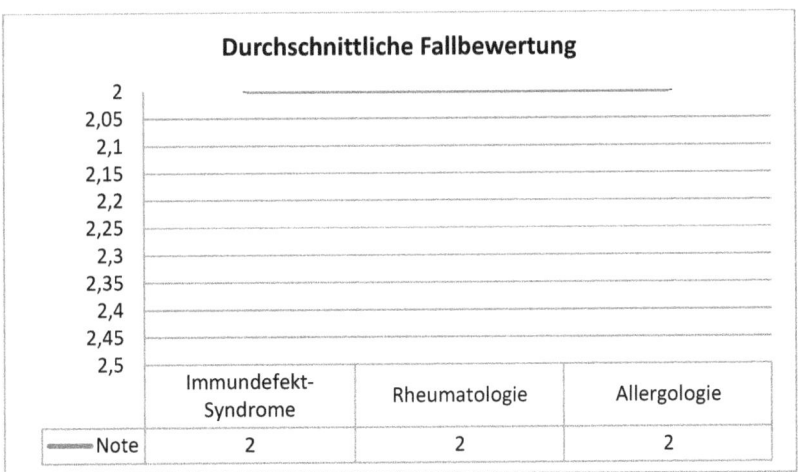

Durchschnittliche Fallbewertung

	Immundefekt-Syndrome	Rheumatologie	Allergologie
Note	2	2	2

(kleine Werte = besser)

Diagramm 3-18 Mittelwerte der Fallbewertung

3.4.1 Bewertung der Fälle aus dem Themenbereich der Allergologie

Diese Fälle wurden zuerst freigeschaltet und von den Studierenden bewertet.

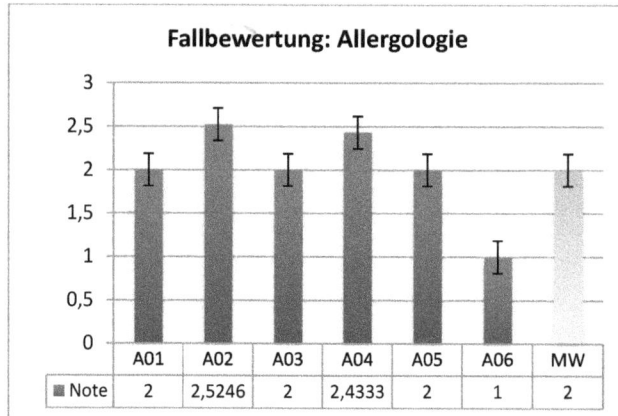

Fallbewertung: Allergologie

	A01	A02	A03	A04	A05	A06	MW
■ Note	2	2,5246	2	2,4333	2	1	2

(kleine Werte = besser)

Diagramm 3-19 Mittlere Bewertungen der Fälle der Allergologie

3.4.1.1 Bewertung der Fälle aus dem Themenbereich der Immundefektsyndrome

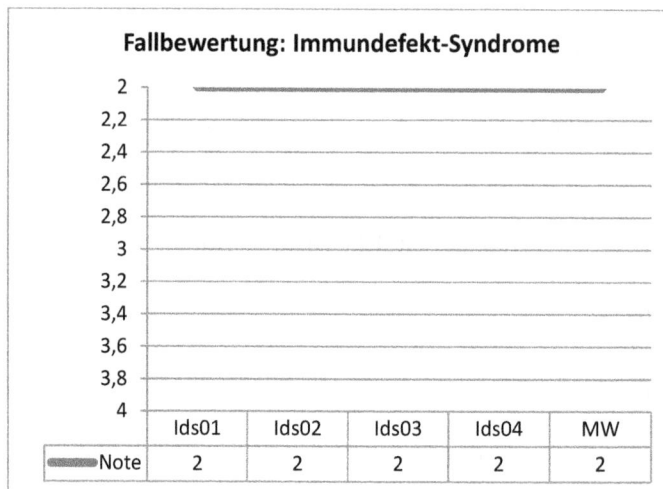

Fallbewertung: Immundefekt-Syndrome

	Ids01	Ids02	Ids03	Ids04	MW
▬Note	2	2	2	2	2

(kleine Werte = besser)

Diagramm 3-20 Mittlere Bewertungen der Fälle der Immundefekt-Syndrome

3.4.1.2 Bewertung der Fälle aus dem Themenbereich der Rheumatologie

Dieser Themenbereich stellte den letzten Block des Kurses dar, weshalb die Fälle zuletzt freigeschaltet wurden. Der Schwerpunkt der Fallerstellung lag auf der Darstellung der Rheumatologie. Die Fälle beinhalten zum Teil mehr multimediale Inhalte und sind von größerem Umfang.

Fallbewertung: Rheumatologie

	Rh01	Rh02	Rh03	Rh04	Rh05	Rh06	Rh07	Rh08	Rh09	Rh10	Rh11	Rh12	Rh13	Rh14	Rh15	Rh16	Rh17	Rh18	Rh19	Rh20	MW
Note	2	2	2	2	2	2	2,226	2	1,758	2,145	2	2	2	2	2	2	1,867	2,182	2,7	2	2

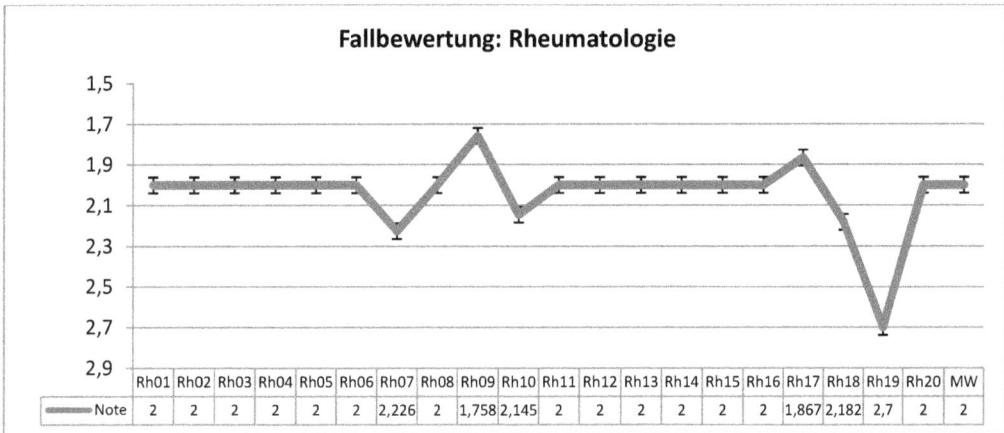

(kleine Werte = besser)

Diagramm 3-21 Mittlere Bewertungen der Fälle des rheumatologischen Formenkreises

3.4.1.3 Dauer der Fallerstellung

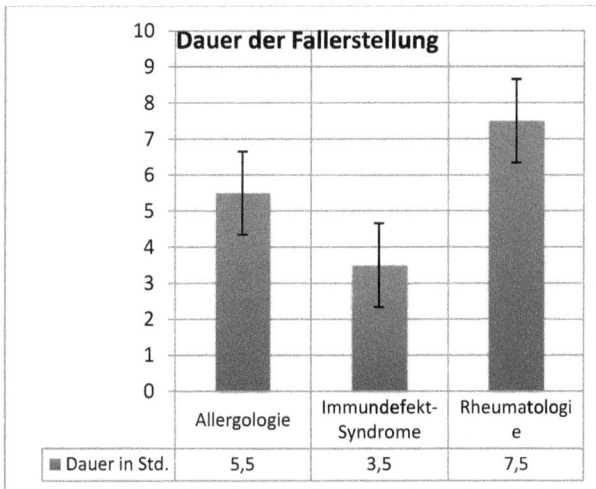

Dauer der Fallerstellung

	Allergologie	Immundefekt-Syndrome	Rheumatologie
Dauer in Std.	5,5	3,5	7,5

Diagramm 3-22 Dauer der Fallerstellung in Stunden

3.5   Weitere Ergebnisse und allgemeine Nutzerstatistik

Es gab insgesamt über den Kurs verteilt 2930 Fallzugriffe, das entspricht einem Mittelwert von ungefähr 47,3 Fallbearbeitungen pro Student. Knapp 50% der Kursteilnehmer erfüllten die minimalen Klausurvoraussetzungen von mindestens 20 richtig gelösten Fällen. Die andere Hälfte löste mehr Fälle. Die gemittelte Note pro Fall lag bei 2,34 (SD 0,24).

3.6 Klausurergebnisse

97%, das entspricht 60 von 62 Studierenden, erfüllten die Klausurvoraussetzungen und nahmen erfolgreich an der abschließenden MC-Klausur teil.

Die Klausur setzte sich aus 4 Fällen (zusammen 60 Punkte), die den virtuellen Kasuistiken angelehnt waren, und 20 MC-Fragen (zusammen 40 Punkte) zum Gegenstandskatalog aus der Vorlesung und den Fallfragen zusammen. Insgesamt konnten maximal 100 Punkte erreicht werden.

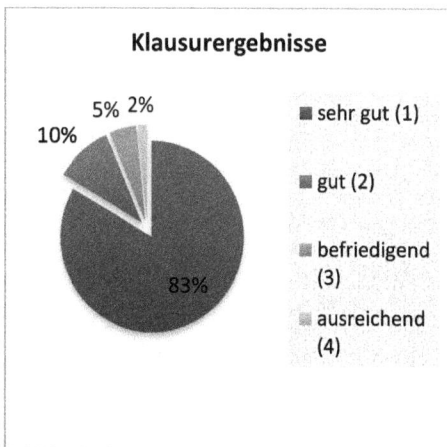

Prozent/Punkte	Note
100-90	Sehr gut (1)
89-80	Gut (2)
79-70	Befriedigend (3)
69-60	Ausreichend (4)
<60	nicht bestanden*
*60% ist (neue) Bestehensgrenze nach neuer AO	

Diagramm 3-23 Klausurergebnisse (Notenverteilung)

4 Diskussion

4.1 Allgemeine Überlegungen

Aufgrund der mit der Einführung der neuen ÄAppO geforderten Umstrukturierung der Lehre hin zu mehr Praxisbezug wurde in den letzten Jahren an zahlreichen Hochschulen des deutschsprachigen Raumes die Lehre durch den Einsatz Computer-basierter-Trainingssysteme modifiziert. Es wurde bereits in zahlreichen Evaluationen die Akzeptanz der Studierenden gegenüber den CBT-/WBT-Systemen untersucht. Diese Studien werden uns im Verlaufe der Diskussion der Ergebnisse unserer Studie als Vergleich dienen. Einschränkend muss gesagt werden, dass die verfügbare Literatur für dieses Forschungsgebiet noch nicht ausreichend ist und Raum für weitere Studien offen lässt.

In der vorliegenden Untersuchung beobachten wir, wie sich der Einsatz des WBT-Programmes d3web.Train auf die Akzeptanz, Motivation gegenüber dem modifizierten Kursdesign und auf den subjektiven Lernerfolg der Studierenden auswirkt.

Noch im Jahr 2000 konnte Frey in einer Befragung bei Studierenden der Universität Bern nachweisen, dass es mehr als 75% der befragten Personen vorzog, lieber ohne Computer zu lernen. Des Weiteren fand die Studie heraus, dass 90% der Studierenden vorwiegend mit Printmedien lernen (Frey P, 2000). Neuere Ergebnisse stellen diese Resultate aber in Frage. Es hat sich insgesamt und nicht ohne Grund eine große Fülle an medizinischen Lernprogrammen (mehr als 2000 im September 2008) entwickelt. Die frei verfügbaren unter ihnen werden vom Learning Resource Server Medizin (LRSMed, 2008) der Universität Essen gelistet. Es konnte von der GMDS-AG Computergestützte Lehr- und Lernsysteme in der Medizin (GMDS-AG, 2008) festgestellt werden, dass mehr Studenten – auch auf freiwilliger Basis – bereit und willens sind CBT- bzw. WBT-Angebote zu nutzen (Simonsohn A., Fallbasiertes computergestütztes Lernen in der Inneren Medizin an der Universität München: Erfolgreiche Integration oder überflüssiger Zusatz?, 2003), diese Zahl zwar noch immer recht gering, jedoch am Steigen ist.

4.2 Kursdesign und Gestaltung der Trainingsfälle

In der vorliegenden Evaluation wurde die Frage der besseren Vorbereitung auf den späteren Beruf, im Sinne eines Lernerfolges durch den Gebrauch von CBT/WBT parallel zur Vorlesung, subjektiv erhoben. Wir entschlossen uns zu diesem Schritt, da andere Studien eine hohe Korrelation zwischen selbsteingeschätztem Wissens- und Fertigkeitszuwachs und objektiv erhobenen Ergebnissen nahelegen (Maleck M., 2001). Die Validität kann dadurch jedoch nicht gewährleistet werden, da angenommen werden kann, dass die Ergebnisse durch den „Neuigkeitsfaktor" des Kurskonzeptes sowie den Hawthorne-Effekt (besagt, dass Teilnehmer einer Studie ihr an sich natürliches Verhalten ändern können aufgrund der Tatsache, daß sie wissen daß sie an einer Studie teilnehmen und unter Beobachtung stehen. Dies kann zu einer Fehleinschätzung des zu beobachtenden Effektes führen) beeinflusst sind. Wir haben in eigenen, dieser Untersuchung vorangegangenen, Studien festgestellt, dass es zwar eine gute Resonanz und Akzeptanz bezüglich dem Einsatz fallbasierter Lernsysteme gibt, jedoch die Software nur von etwa 40% der Kursteilnehmer genutzt wurde (Kraemer D., 2004), (Reimer S., 2005). Wir führten die eher geringe Nutzung auf die freiwillige Basis der Trainingsprogramme zurück und integrierten deshalb das WBT-Programm d3web.Train als Pflichtkomponente im Curriculum der Rheumatologie/Immunologie in das Kursdesign (Näheres zum Kursdesign siehe im Material-und-Methoden-Kapitel 2.3).

Um den Einstieg in das System zu erleichtern und damit mehr Arbeitsmotivation zu schaffen, wurden Einführungskurse in der Vorlesung sowie drei verschieden ausführliche Online-Tutorials angeboten (Liebhardt H, 2005). Wir hofften damit den Gebrauch des Trainers zu erhöhen.

Creß und Fischer konnten beobachten, dass je mehr die Studenten den Bezug des CBT-Angebotes zu den jeweiligen Lehrveranstaltungen sahen, desto größer war die Akzeptanz des Systems (Creß U., 2002) (Fischer M. , 2000). Des Weiteren wurde anhand von mehreren Untersuchungen speziell zum Thema der fallbasierten CBT-Programme festgestellt, dass der erkennbare Mehrwert sowie deren Integration in das Curriculum für die Zufriedenheit, Akzeptanz und Lernmotivation entscheidend ist (Simonsohn A., Fallbasiertes computergestütztes Lernen in der Inneren Medizin an der Universität München: Erfolgreiche Integration oder überflüssiger Zusatz?, 2003). Insofern scheint es von Vorteil zu sein, die

Bearbeitung virtueller Patienten thematisch mit einer Lehrveranstaltung zu verknüpfen. Dies deckt sich mit unseren Beobachtungen und wurde von uns entsprechend umgesetzt. Simonsohn hat des Weiteren an einer Untersuchung an der LMU München herausgefunden, dass der Abschluss eines Kurses durch ein Testat eine gute Motivation zur Bearbeitung von Lernfällen darstellen kann (Daetwyler C., 1999). Zudem beschrieben Cook et al. in einer randomisierten kontrollierten Studie, dass der Lernerfolg gesteigert werden kann, indem man Studierende durch die selbstständige Bearbeitung webbasierter Lerninhalte aktiv fordert (Cook D.A., 2006). Auch dieses Konzept integrierten wir in unser Curriculum und schufen Relevanz durch thematische Ankopplung der Prüfungsaufgaben an die Trainingsfälle. Eigene Untersuchungen über die Fallbearbeitungen über einen Zeitraum von drei Semestern zeigten die hohe Relevanz der Fälle für das Testat, im dem Sinne, dass durch häufigere Bearbeitung der Fälle durchschnittlich eine bessere Note in der Abschlussklausur erzielt werden konnte (Reimer S, 2006). Mit der Integration und Modifikation echter Fälle aus der rheumatologischen Ambulanz haben wir versucht, die von Kim et al. sowie Scholz et al. definierten notwendigen Kriterien für einen guten Lernfall zu erfüllen (Kim S., 2006), (Scholz W, 2006): Ein solcher soll relevant, realistisch, spannend, herausfordernd und lehrreich sein.

4.3 Diskussion der Ergebnisse

4.3.1 Diskussion der Ergebnisse aus der Evaluation I

Der Kurs war zunächst auf 62 Teilnehmende begrenzt. Die Anmeldung erfolgte während der Semesterferien über die universitätseigene Dekanatsseite. Nachdem alle 62 Plätze belegt waren, war die Anmeldung abgeschlossen. Bezüglich der Geschlechterverteilung (männlich: 45%, weiblich: 55%) sowie des Leistungsniveaus konnten innerhalb der Gruppe keine auffälligen Inhomogenitäten festgestellt werden. Dies erklären wir uns unter anderem durch die relativ kurze Vorlaufzeit der Ankündigung vor der eigentlichen Platzvergabe.

In einer ersten Evaluation zu Beginn des Wintersemesters 2004/2005 konnten wir feststellen, dass die Befragten über eine gute technische Ausstattung sowie eine sehr gute Anbindung an das Internet verfügen. 86% der Teilnehmenden verfügen über einen eigenen Computer und 98% haben entweder daheim, bei den Eltern oder an der Universität Zugang zum Internet. Die leicht besseren Ergebnisse im Vergleich zu anderen – etwas älteren –

Studien führen wir zurück auf die inzwischen stärkere und weiter voranschreitende Durchsetzung der Gesellschaft mit Computern und der allgemein breiteren Nutzung des Internet. Dies wird auch durch die Ergebnisse von Ruderich F. (2002) unterstützt. Zahlen der Bundesnetzagentur belegen eindrucksvoll, wie rasch der Ausbau der Netztechnologien (Breitband-Internetzugänge in den Jahren 2001-2007) voranschreitet (Bundesnetzagentur, 2008).

Im Bezug auf die Netzkompetenz schätzen sich um die 80% der Studierenden als durchschnittliche bis gute Benutzer ein, was durch die Ergebnisse von Ruderich F. (2002) und Riedel J. (2003) ähnlich erfragt wurde. Auch hier stellen wir eine leicht bessere Tendenz fest, die wir auf die breitere und intensivere Nutzung des Internet als Informations- und Kommunikationsmedium zurückführen. Außerdem evaluierte Reimann an der Universität Heidelberg, dass die heutige Studierendengeneration kaum mehr Berührungsängste mit Computern hat und unterstreicht damit den Trend (Starkloff P., 2001).
Wie auch in anderen Untersuchungen (Leven F.J., 2006) (Ruderich F., 2002) (Starkloff P., 2001) festgestellt werden konnte, besteht wenig Erfahrung der Studierenden mit CBT beziehungsweise WBT. Die schlechteren Ergebnisse in Würzburg erklären wir uns damit, dass d3web.Train zuvor nur auf freiwilliger Basis und bisher nie als Pflichtkomponente in medizinischen Curricula zum Einsatz kam.

Um den Befürchtungen einer langwierigen und schwierigen Einarbeitung in das System sowie um den bestehenden Unterschiede der Netz- und Computerkompetenz begegnen zu können, werden ein Einführungskurs in der Vorlesung sowie drei verschieden ausführliche Online-Tutorials angeboten (Liebhardt H, 2005) (Creß U., 2002). Obwohl zwei Drittel der Kursteilnehmenden große Befürchtungen hinsichtlich einer langen Einarbeitungszeit hatten, konnten wir evaluieren, dass die tatsächlich nötige Einarbeitungszeit für die Hälfte der Studierenden unter 10 Minuten lag, respektive unter 30 Minuten für 90% der befragten Personen. Damit lag der Wert unter der erwünschten Zeit für eine Schulung in den wichtigsten Funktionsweisen des Trainerprogramms. Liebhardt stellte in 2005 in seiner Untersuchung fest, dass vor allem diejenigen Individuen eLearning weniger nutzten, die ihre Computerkenntnisse als geringer einstuften (Liebhardt H, 2005). Unsere Daten deuten an, dass wir mit unserem Einführungs-Konzept einen gewissen Ausgleich in solchen Unterschieden schaffen konnten. Im Verlauf des gesamten Kurses gab es nur wenige Schwierigkeiten, die meist an fehlerhaften Einstellungen des Browsers oder an sogenannten Pop-up-Blockern lagen. Via eMail oder User-Forum konnte rasch Abhilfe geschaffen werden. Gegen Ende des Kurses waren die Studierenden mit dem Programm vertraut, was wir aus zurückgegangenen Problemen im Umgang mit der Software schließen.

4.3.2 Diskussion der Ergebnisse aus den Evaluationen I und III

4.3.2.1 Erwartungen an das Trainingssystem

Die Erwartungen an das System als eine Bereicherung der Lehre und bessere Vorbereitung auf den Beruf waren trotz der Bedenken einer langen und schwierigen Einarbeitungszeit bereits zu Beginn des Kurses sehr hoch. Ein Grund hierfür könnte sein, dass es sich um eine Neueinführung der CBT-Methode an der medizinischen Fakultät der Universität Würzburg handelte, weshalb in den jeweiligen Semestern keine bis kaum Vorerfahrung mit dieser Technologie bestand. Zudem nehmen wir an, dass sich die Studenten von den Vorzügen dieses Konzeptes, im Sinne einer freien Lernzeiteinteilung und methodischen Abwechslung, eine Erleichterung beziehungsweise eine motivierende Modifikation des Lernprozesses erhofften. Durch die Evaluation am Ende des Semesters konnte gezeigt werden, dass die hohen Erwartungen noch übertroffen wurden (Mittelwert zu Beginn des Semesters: 4,5; am Ende: 2,4 auf einer Skala von 1-15, hohe Werte besser). In den Ergebnissen erkennt man eine signifikante Zunahme der Akzeptanzwerte. Über 90% der Kursteilnehmenden sprechen sich für einen Einsatz aus, welcher die klassische Lehre ergänzt. Vorangegangene Evaluationen bestätigen dies mit dem ausdrücklichen Wunsch der Studenten nach weiterer und intensiverer Nutzung von CBT (auch in anderen Fachbereichen) in der Zukunft (Reimer S. H. A.-P., 2005), (Kraemer D., 2004).

Ähnlich verhält es sich mit der Frage, ob das Trainingssystem dem Studierenden in diesem Fach eine bessere Vorbereitung auf den Beruf ermögliche. Auch in diesem Punkt waren die Erwartungen zu Beginn hoch und konnten bis zum Ende des Kurses erfüllt werden (Mittelwert zu Beginn des Semesters: 6,0; zum Ende: 4,1 auf einer Skala von 1-15, hohe Werte besser). Über 50% der Kursteilnehmenden erachten den Einsatz als sehr sinnvoll und hilfreich. Simonsohn (2004) und Fischer (2000) konnten über ein ähnliches Ergebnis berichten wie zuvor schon Schmidt (1998).

Durchschnittlich wurden von jedem Studierenden circa 47 Lernfälle bearbeitet. Über 50% der befragten Personen lösten mehr als die für die Klausurzulassung geforderten 20, 10% lösten gar alle Fälle. Diesen Umstand erklären wir uns sowohl mit der engen thematischen Anbindung an die Vorlesung, als auch durch die Prüfungsrelevanz und durch die Motivation Multimedia lehrreich nutzen zu können. Zu ähnlichen Schlussfolgerungen kommen zum Beispiel auch Creß (2002) und Fischer (2000), die in ihren Untersuchungen durch enge Kopplung der Lernfälle an die klassische Lehre bessere Akzeptanzwerte erheben konnten. Wenn das Wissen relevant für eine Prüfung ist, kann dies laut Daetwyler (1999) und Fischer (2000) ebenfalls die Motivation steigern. Faulhaber erörterte, dass die Bereitstellung eines möglichst umfassenden Fallrepertoires die Nutzung von CBT-Software verbessern kann (Faulhaber, 1996). Gegenteilig wirkt es sich aus, wenn die Abdeckung eines Stoffgebietes unvollständig ausfällt (Simonsohn A., Fallbasiertes computergestütztes Lernen in der Inneren Medizin an der Universität München: Erfolgreiche Integration oder überflüssiger Zusatz?, 2003).

Unsere Untersuchungen zeigten zudem, dass gerade das gemeinsame Lösen der Fälle in Teamarbeit für die Studenten eine wichtige und gewünschte Komponente darstellt.

Diese guten Resultate insgesamt sehen wir als Ergebnis von vielerlei Gründen, die im Folgenden noch einmal aufgelistet werden:

- Die Einführung einer neuen Methodik in den Studierendenunterricht
- Die enge Abstimmung der Lernfälle auf die Thematik der Vorlesung sowie deren zeitnahe Freischaltung im System zu den jeweiligen Vorlesungsterminen
- Die Bearbeitung realistischer Kasuistiken, damit verbunden die Erfahrung einer „kompletten Betreuung von der Ambulanz bis zur Entlassung" virtueller Patienten
- Den fast reibungsfreien Ablauf des Kurses
- Die erhöhte Sicherheit im Umgang mit der Lernsoftware im Verlauf des Kurses und Gewöhnung an das Konzept
- Die hohe Erfolgsquote in der Abschlussklausur, hohe Relevanz der Lernfälle für das Testat
- Abdeckung der wichtigsten Diagnosen des Stoffgebietes

- Flexibilität bei der Bearbeitung der Trainingsfälle durch Trennung der Hintergrundinformationen von den Fallinformationen
- Möglichkeit des gemeinsamen Lösens der Fälle in Teamarbeit

4.3.3 Diskussion der Ergebnisse aus der Evaluation II

4.3.3.1 Fallbewertung durch Online-Fragebogen

Insgesamt gibt es keine großen Unterschiede in der Fallbewertung zu erkennen. Aufgrund der guten Ergebnisse in der Evaluation zum Nutzen und zur Akzeptanz des Trainingssystems, gehen wir davon aus, dass sich durch diese Benotung eine konstant zufriedenstellende Qualität der Lernfälle bescheinigen lässt.

Im Mittel wurden die Fälle aus dem rheumatologischen Formenkreis am häufigsten bearbeitet. Möglicherweise liegt dies an dem größeren Spektrum der Diagnosen sowie an der stärkeren Gewichtung dieses Faches in der Klausur, da es sich um das umfangreichste Themengebiet in der Vorlesung handelte. Im Verlauf des Kurses nahmen die Benotungen der Fälle leicht ab.

4.3.3.2 Fallbewertung durch Online-Freitextkommentare

Die von den Studierenden abgegebenen Kommentare verleihen den bisherigen Ergebnissen und Schlussfolgerungen eher Nachdruck. Einige negative Kommentare bezogen sich vor allem auf technische Probleme sowie spezielle „Eigenheiten" der Software, besonders der Fenstersteuerung. Des Öfteren wurde die Geschwindigkeit des Programms kritisiert, was sich vor allem durch eine langsame Internetanbindung via Modem von Seiten des Studierenden erklären ließ. Leider lässt sich die Größe einer Falldatei nur durch das Weglassen von multimedialen Inhalten beziehungsweise deren starker Kompression (höhere Kompression geht mit höherem Qualitätsverlust insbesondere des Bild- und Videomaterials einher) verringern.

Des Weiteren erfüllt die Fallbewertungsfunktion den Zweck der Qualitätssicherung der Trainingsfälle.

4.3.4 Fallerstellung

Ein weiterer Punkt von Interesse ist der notwendige Zeitaufwand sowohl für die Erstellung als auch die Bearbeitung eines Falles. Mit dem Trainingsprogramm zu arbeiten kann eine Menge Zeit in Anspruch nehmen. Viel davon entfällt auf das Studium der gebotenen Hintergrundinformationen. Es ist schwierig zu evaluieren, wie viel der Einzelne benötigt. Aus diesem Grunde entschlossen wir uns dazu, die Fallinformationen von dem Hintergrundwissen zu trennen. Das ermöglichte eine schnellere Bearbeitungszeit des Trainingsfalles, was unserem Erachten nach wiederum zu einer erhöhten Anzahl an gelösten Fällen beitragen und womit ein größeres Diagnosenspektrum abgedeckt werden könnte.

Schlankere Fälle und wieder verwendbares - da dauerhaft integriertes und jederzeit abrufbares - Hintergrundwissen gibt den Dozierenden die Möglichkeit, in kürzerer Zeit mehr Lernfälle zu erstellen. In unserem Kurs lag die mittlere Fallerstellungsdauer bei circa 6-7 Stunden. Das Falleinlese-Tool Phoenix (KnowMe) sollte dabei helfen die Erstellung neuer Fälle zu vereinfachen und zu beschleunigen (Hörnlein, 2004). Die Dauer der Fallerstellung korreliert nicht mit der Benotung der Fälle, eher mit der Qualität der zugrundeliegenden Arztbriefe, beziehungsweise mit dem einzuflechtenden Multimedia-Material oder notwendigen Modifikationen an der Fallstruktur.

Die Generierung von Trainingsfällen aus modifizierten Arztbriefen bietet dabei einige wichtige Vorteile:

Das Fallspektrum lässt sich schnell und umfassend erweitern

Autoren können mit relativ wenig Aufwand neue Fälle erstellen (besteht die Möglichkeit auf gute Arztbriefe zurückgreifen zu können), die nach Bedarf erweiterbar und immer wieder modifizierbar sein werden.

Dozenten wird auf diese Weise ermöglicht, aktuelle oder besonders beispielhafte Fälle in den jeweiligen Lehrveranstaltungen zu präsentieren, ohne sich komplexen Abläufen der EDV mit hohem Zeitaufwand auseinandersetzen zu müssen.

4.3.5 Diskussion der Klausurergebnisse

97%, das entspricht 60 von 62 Studierenden erfüllten die Klausurvoraussetzungen und nahmen erfolgreich an der abschließenden MC-Klausur teil. Von den teilnehmenden Studenten konnten alle den Kurs als „Bestanden" abschließen. Dieses gute Ergebnis erklären wir uns dadurch, dass die Klausurfälle an die Trainingsfälle angelehnt waren, indem Diagnosen als Grundlage gewählt wurden, die die Studierenden bereits in einem der Trainingsfälle durchgespielt hatten.

Eigene Untersuchungen über die Fallbearbeitungen über einen Zeitraum von drei Semestern vor der breiteren Einführung des Trainers zeigten die hohe Relevanz der Fälle für das Testat: häufigere Bearbeitung der Fälle schlägt sich in durchschnittlich besseren Noten in der Abschlussklausur nieder (Reimer S, 2006).

In Anbetracht der Klausurergebnisse als auch der Noten für den Kurs (im Besonderen: „Ergänzung zum Curriculum" und „Bessere Vorbereitung auf den Arztberuf") kommen wir zu dem Schluss, dass die Studenten einen positiven Lerneffekt durch das neue Kursdesign erzielen konnten.

4.3.6 Systemaufbau und -integration

Bei der Organisation eines solchen Kurses erreicht man nur eine breite Unterstützung durch die Dozenten indem sich (langfristig) ein ersichtlicher Vorteil ergibt. In unserem Konzept stand die Ersparnis von Zeit und personellen Ressourcen bei einer Laufzeit über mehrere Semester bei gleichzeitig verbesserter Lehre im Vordergrund. Außerdem sollte das System flexibel und modular aufgebaut werden, um einen hohen Grad an Interaktion und ein breites Funktionsspektrum zu erreichen, so dass dasselbe Programm auch beispielsweise in der Fortbildung von Ärzten und Schulung von Patienten eingesetzt werden kann. Doch trotz der Werkzeuge und der standardisierten Fallerstellung ist diese Form der Lehre immer noch aufwändig und zeitintensiv, insbesondere wenn der Fall reich an zusätzlichem Multimedia-Material ist. Das erstmalige Einlesen des Falles in das System erfordert ebenfalls einige Zeit (Kontrolle, Korrektur), um einen Fall fehlerfrei in die Falldatenbank aufnehmen zu können. Insgesamt lässt sich der erhöhte Aufwand bei der Entwicklung der Inhalte dadurch rechtfertigen, dass die Fälle beliebig oft (auch parallel in anderen Kursen) wieder verwendet werden können. Eine größere Falldatenbank und eine große Anzahl an potentiellen Usern können langfristig dazu beitragen, Ressourcen zu sparen, die dann auf andere Bereiche verwendet werden können. Einmal zentral abgelegte und verwaltete Fälle können mit niedrigem Wartungsaufwand schnell an neueste Forschungsergebnisse angepasst werden und sind damit stets auf dem neuesten Stand.

Insgesamt lässt sich festhalten, dass die Entwicklung des kompletten Systems und der Inhalte mit einem hohen personellen und zeitlichen Aufwand verbunden waren. Es mussten zur Einführung des Kurses außerdem zusätzliche personelle und organisatorische Kapazitäten (Server, Systempflege, Problemlösung, Login-Daten, usw.) geschaffen werden.

Es zeigte sich jedoch im Verlauf der nachfolgenden Kurse (ab Sommersemester 2005), dass der Arbeits- und Betreuungsaufwand bei unserem System spürbar zurückging. Wir erklären uns das durch die Erfahrungen aus dem Vorkurs, dem relativ kleinen eingespielten Team sowie verbesserter Problemlösestrategien im Vorfeld. Wir nehmen außerdem an, dass sich die Studierenden durch die Erfahrungen des Vorsemesters untereinander gegenseitig besser aushelfen und dadurch vorbereiten konnten.

In Anbetracht der Ergebnisse und dem persönlichen Feedback sowohl der Studenten als auch der Dozenten sehen wir das System als zentraler Bestandteil des neuen Kursdesigns der klinischen Immunologie/Rheumatologie als einen hervorragenden Schritt in die richtige Richtung für eine Modernisierung der Lehre. Das erstmalig breit im Wintersemester 2004/05 eingesetzte Konzept ist mit einigen Weiterentwicklungen nach wie vor ein wesentlicher Teil des Studentenunterrichts in der Rheumatologie und wird inzwischen auch von der Universität Erlangen in der studentischen Ausbildung verwendet.

5 Ergebnisse nachfolgender Semester

Das Thema sowie der Hauptteil dieses Buches beziehen sich auf das Programm d3web.Train und dessen Einführung in das Curriculum der Rheumatologie und Immunologie im Wintersemester 2004/05. Es wurden die durch Fragebogen und durch die Log-Files der Server erhobenen Daten aufgeführt (vgl. Kapitel 3) und diskutiert (vgl. Kapitel 4).

In diesem Kapitel sollen nun die Ergebnisse der nachfolgenden Semester ab dem Sommersemester 2005 präsentiert und anschließend kurz diskutiert werden.

Die ausgewerteten Daten stammen wie die vorhergehenden Daten aus den Log-Files des Servers bzw. aus den Befragungen der Studenten mittels Fragebogen. Die bereits vorgestellten und bekannten Ergebnisse aus der Auswertung des Wintersemesters 2004/05 sind zum besseren Vergleich nochmalig aufgenommen und eingefärbt worden.

Bis 2008 beziehen sich die Daten in den Diagrammen auf das Trainingsfallsystem d3web.Train und ab dem Wintersemester 2008/2009 – soweit verfügbar – auf das Nachfolgesystem CaseTrain (vgl. Kapitel 7). Dies ist durch einen senkrechten Strich in den Diagrammen zur besseren Anschauung verdeutlicht.

5.1 Allgemeine Ergebnisse der Nutzerstatistik

Im Verlauf der Semester - bedingt durch die weiterführenden technischen Entwicklungen sowie durch fallende Preise für die entsprechenden Technologien - zeigt sich, dass immer mehr Studenten einen eigenen Computer bzw. Laptop besitzen.

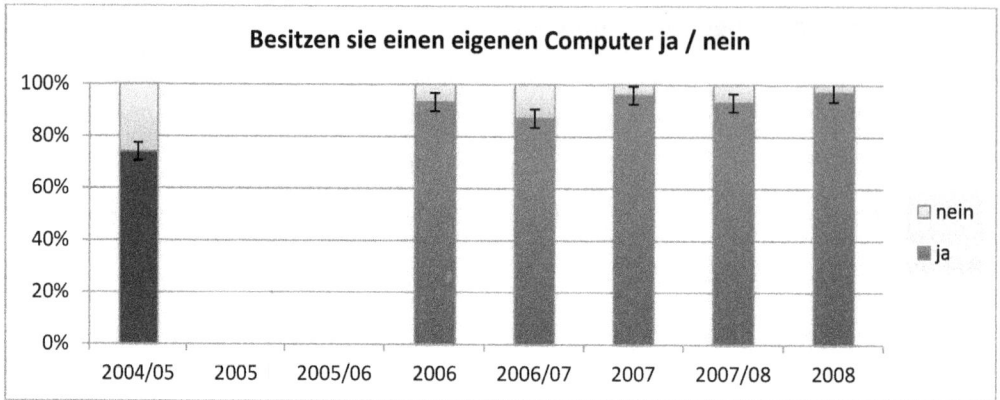

Besitzen sie einen eigenen Computer ja / nein

(Diagramm 5-24a – Balkendiagramm mit Jahren 2004/05, 2005, 2005/06, 2006, 2006/07, 2007, 2007/08, 2008; Legende: nein, ja)

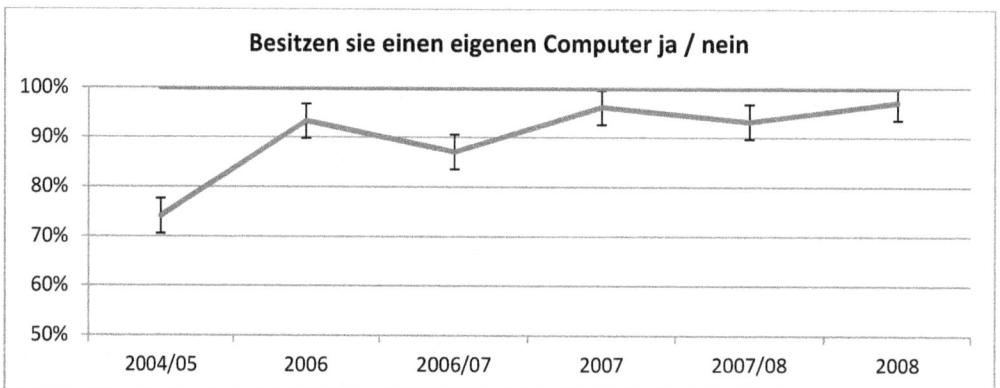

Besitzen sie einen eigenen Computer ja / nein

(Diagramm 5-24b – Liniendiagramm mit Jahren 2004/05, 2006, 2006/07, 2007, 2007/08, 2008)

Diagramme 5-24a + 24b Computerausstattung

Im Verlauf wurden die Kurse immer mehr Studenten pro Semester zugänglich gemacht. In den letzten Semestern ist die Zahl der aktiven User tendenziell gestiegen. Die Einführung des Nachfolgesystems CaseTrain (vgl. Kapitel 7) ist in den folgenden Diagrammen durch einen senkrechten Strich zur besseren Anschauung verdeutlicht.

Anzahl der Benutzer gesamt / Semester

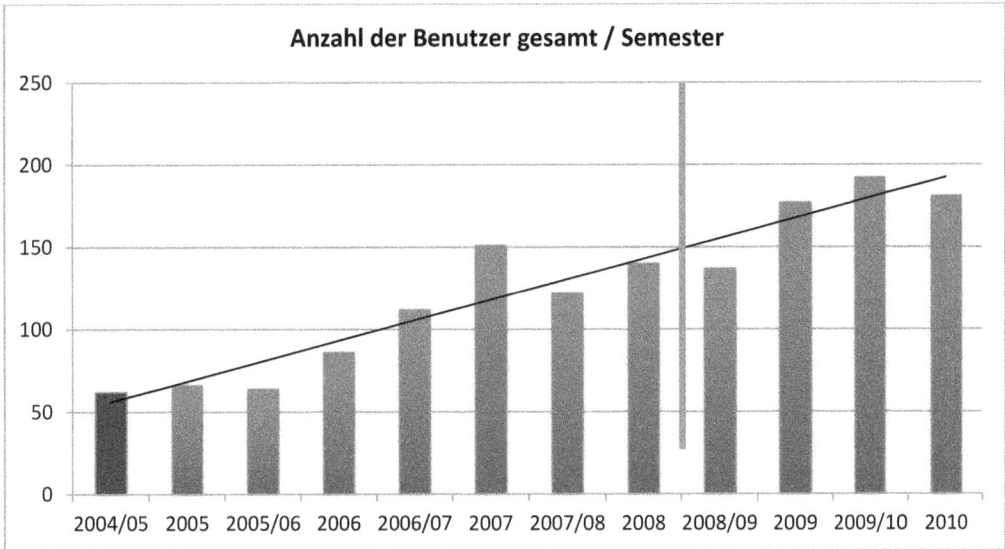

Diagramm 5-25 Gesamtzahl der Benutzer

Durchschnittliche Anzahl (%) der aktiven User / Semester

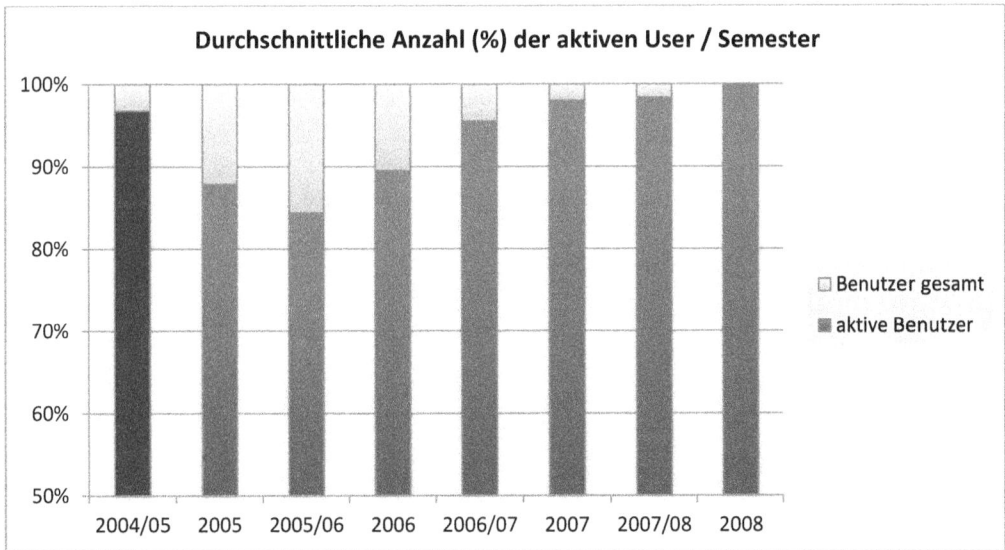

Diagramm 5-26 Anteil der aktiven Benutzer in Prozent

5.2   Ergebnisse aus den Fallbearbeitungen

Die durchschnittliche Anzahl an Fallbearbeitungen pro Student war in der Anfangsphase am höchsten und pendelte sich seit 2006 auf ca. 30-40 Fallbearbeitungen pro Student und Semester ein. Die Fallbearbeitungsdauer verblieb in etwa auf dem gleichen Niveau von 6-8 Minuten pro Fall.

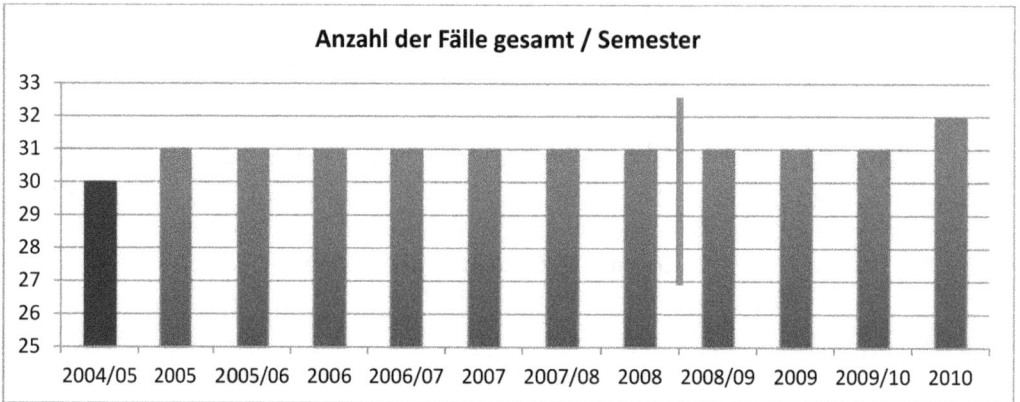

Diagramm 5-27 Gesamtzahl der freigeschalteten Fälle

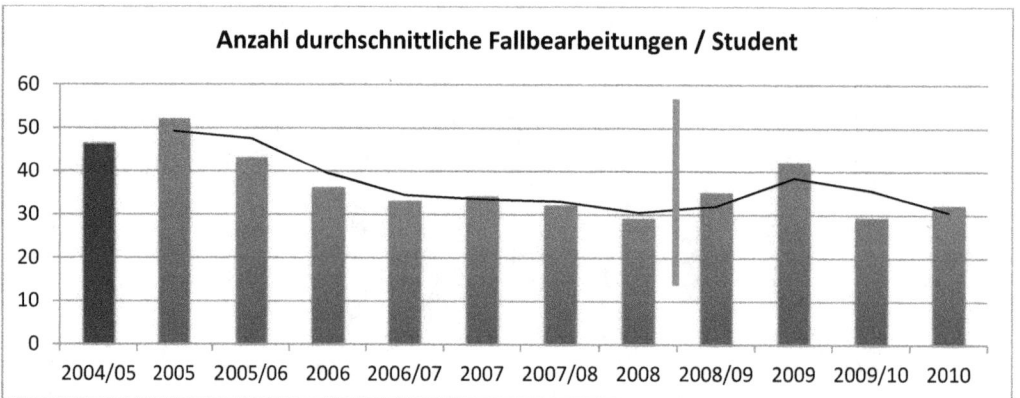

Diagramm 5-28 Durchschnittliche Fallbearbeitungen gesamt

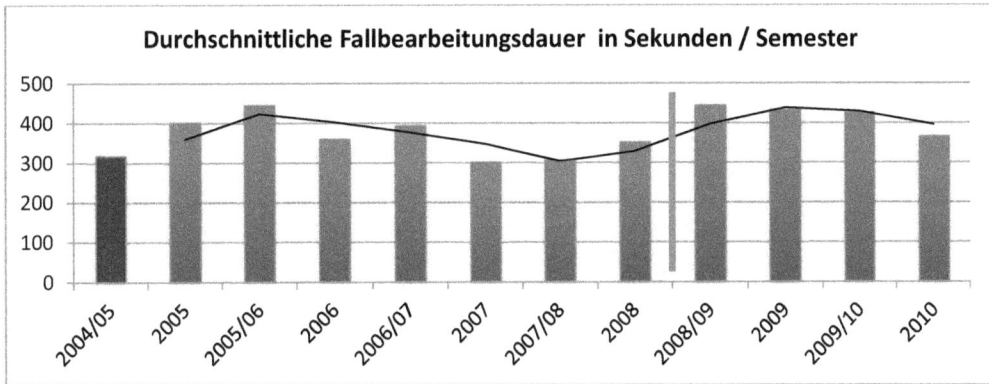

Diagramm 5-29 Durchschnittliche Fallbearbeitungsdauer

Es zeigt sich, dass die Anzahl der erfolgreich bearbeiteten Fälle in etwa gleich blieb (minimal gefordert waren 20 erfolgreich gelöste Fälle, dies entspricht ca. 60%). Der durchschnittliche Fallabschluss-Score zeigte sich nach der Einführung des Trainers tendenziell leicht steigend und verbleibt auf gleichem Niveau in den letzten Semestern.

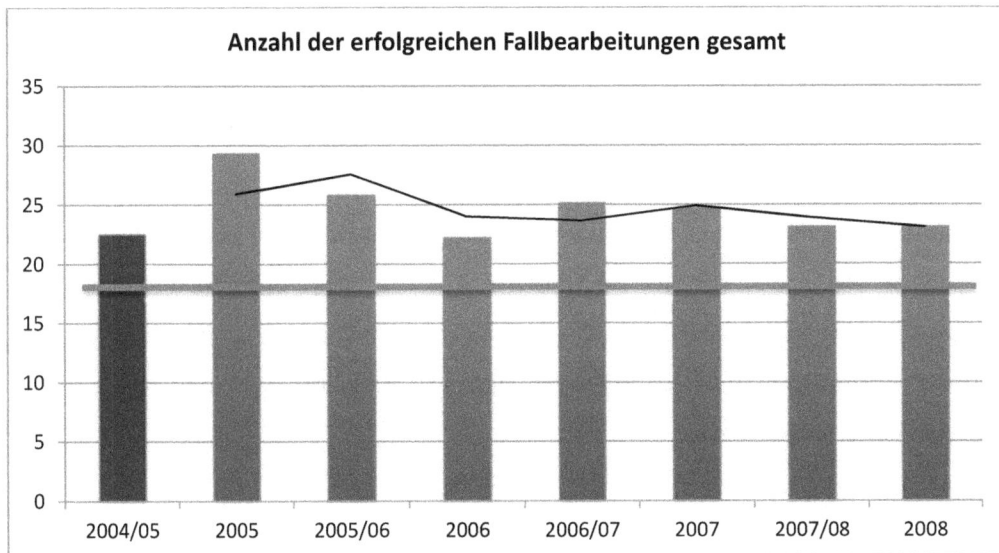

Diagramm 5-30 Gesamtzahl der erfolgreichen Fallbearbeitungen

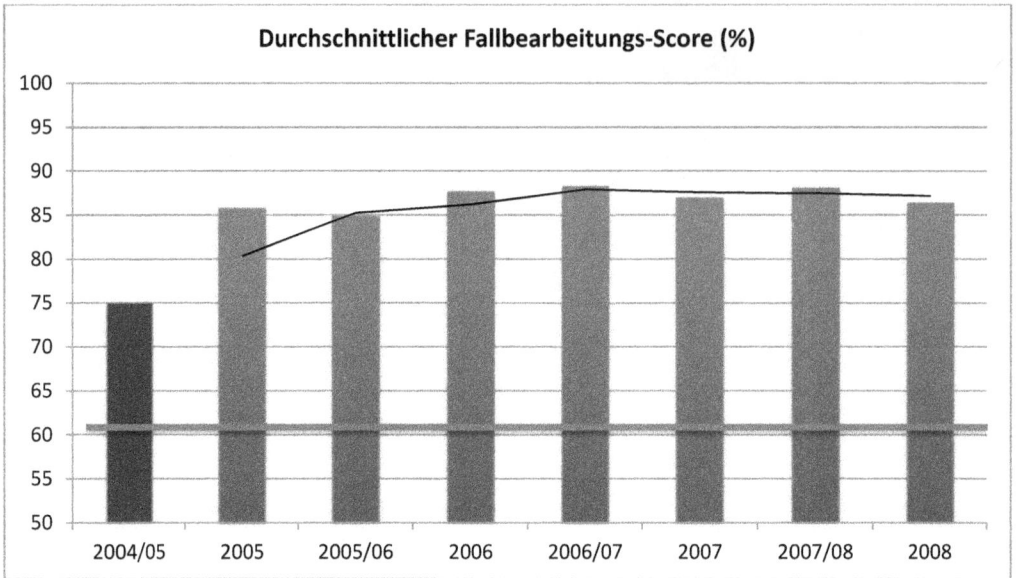

Durchschnittlicher Fallbearbeitungs-Score (%)

Diagramm 5-31 Durchschnittlicher Fallbearbeitungs-Score

5.3 Ergebnisse aus der Evaluation durch Fragebögen

In den Fragebögen, die jeweils zum Ende des Semesters verteilt wurden, sollten vor allem die Benutzerfreundlichkeit des Systems und die Akzeptanz durch die Studenten sowie die Qualität der Inhalte erfragt werden. Die beiden unten stehenden Diagramme zeigen eine kontinuierlich leicht abnehmende Bewertung sowohl des Systems im Allgemeinen als auch der Inhalte. Dies ändert sich mit der Umstellung auf das weiterentwickelte Trainingsprogramm CaseTrain im Semester 2008/09 (siehe Markierung). Die Bedienung wurde signifikant besser bewertet. Es wurden außerdem die Inhalte überarbeitet. Auch dies schlug sich in besseren Bewertungen nieder.

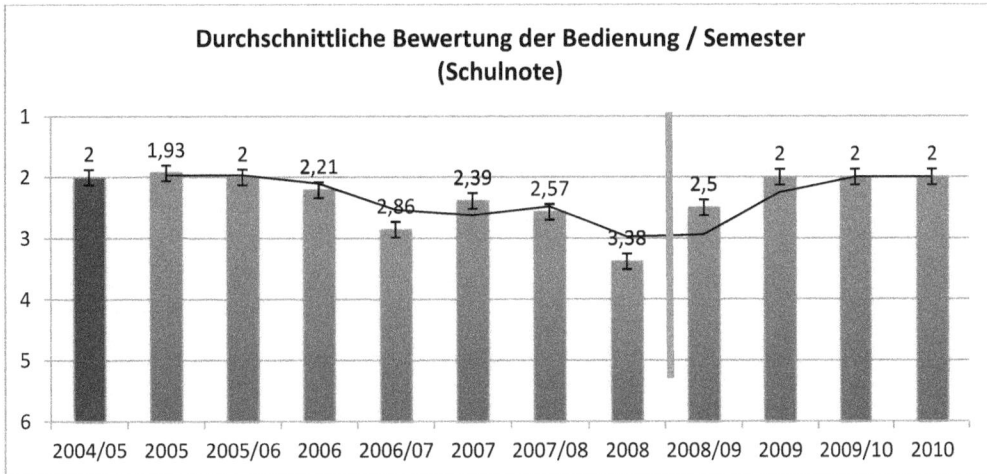

Diagramm 5-32 Durchschnittliche Bewertung der Bedienbarkeit

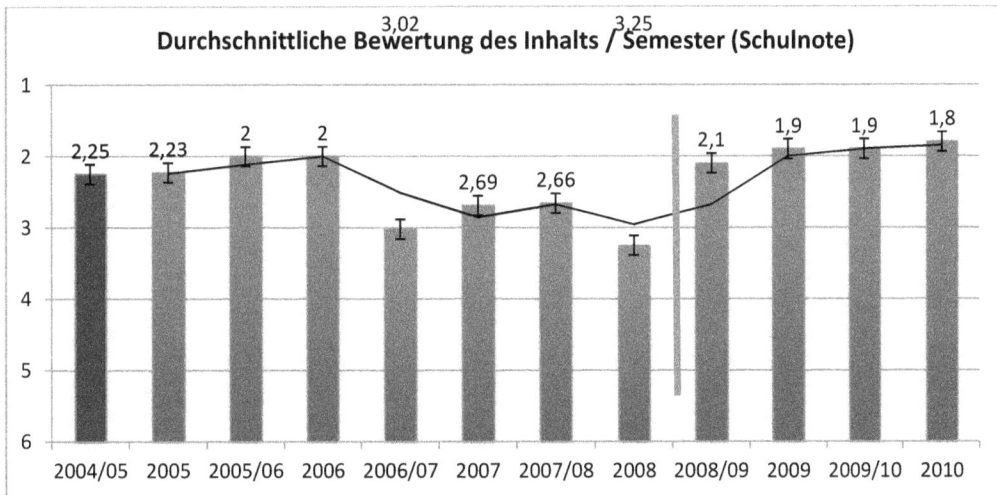

Diagramm 5-33 Durchschnittliche Bewertung des Inhalts

5.4 Klausurergebnisse

In diesem Diagramm wird die durchschnittliche Entwicklung der Klausurergebnisse im Verlauf der weiteren Semester erfasst. Es zeigt sich, dass die Abschlussergebnisse verglichen mit Daten des ersten Kurses sich etwas nach unten bewegen, insgesamt aber auf hohem Niveau verbleiben.

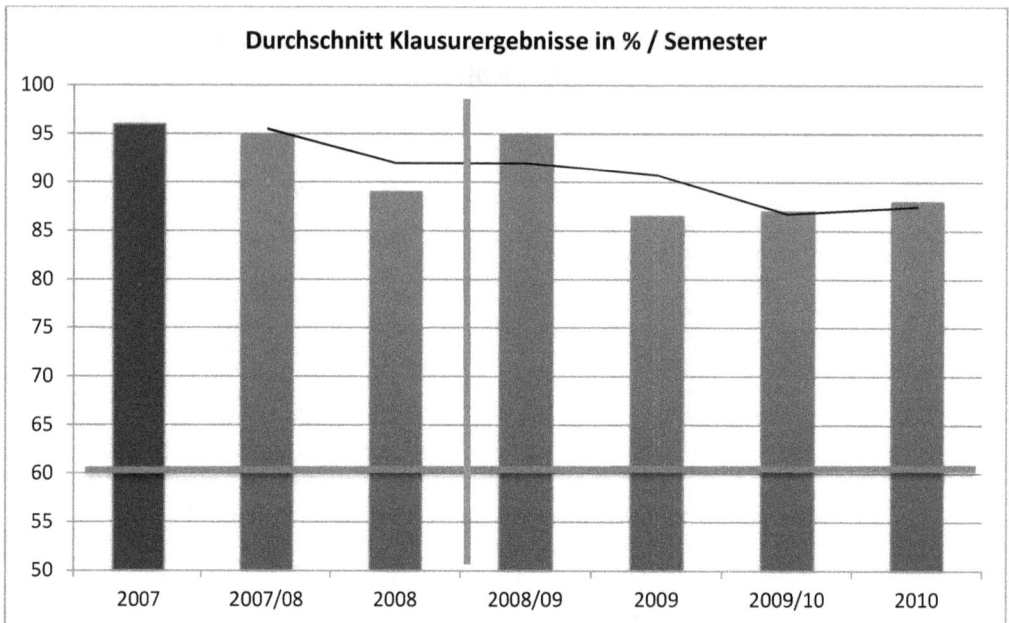

Diagramm 5-34 Klausurergebnisse

5.5 Diskussion der Ergebnisse der nachfolgenden Semester

Wie Creß, Fischer und Simonsohn bereits in vorhergehenden Studien beobachten konnten, war die Akzeptanz, Zufriedenheit und die Lernmotivation zugunsten eines CBT-Systems umso grösser, je besser der Bezug auf die jeweiligen Lehrveranstaltungen hergestellt und der erkennbare Mehrwert für das Curriculum erkannt werden konnte (Creß U., 2002) (Fischer M. , 2000) (Simonsohn A., Fallbasiertes computergestütztes Lernen in der Inneren Medizin an der Universität München: Erfolgreiche Integration oder überflüssiger Zusatz?, 2003). Aus diesem Grunde wurde die Verflechtung des Trainers mit dem Kurs der Rheumatologie und Immunologie wie im ursprünglichen Kursdesign als Pflichtkomponente beibehalten und versucht die Integration weiter voranzutreiben, da im Verlauf mehr und mehr Studenten zugelassen wurden und das Programm gemäß der Ergebnisse der Evaluationen weiter an die Bedürfnisse des Kurses angepasst wurde.

Die Beobachtungen ergaben, dass die durchschnittliche Anzahl an Fallbearbeitungen bzw. die durchschnittliche Fallbearbeitungsdauer pro Student und Semester sich seit 2006 auf ca. 30-40 Fallbearbeitungen einpendelte bzw. auf in etwa gleichem Niveau von ca. 6-8 Minuten pro Fall verblieb. Dies erklären wir uns durch eine Mehrerfahrung mit dem Trainingsprogramm bzw. Weitergabe von Informationen der Studenten untereinander von Semester zu Semester, sodass ein „vernünftiges Maß an Trainingszeit" gefunden wurde (Hörnlein & Puppe, Anforderungsanalyse und Implementierung eines fallbasierten Trainingssystems in der Medizin und anderen Fächern (CaseTrain), 2008) (Helmerich, Hörnlein, & Ifland, 2009) (Hörnlein, Ifland, Klügl, & Puppe, 2009).

Zum Wintersemester 2008/09 erfolgte die Umstellung auf das Nachfolgesystem CaseTrain, welches gemäß eines zuvor gründlich erarbeiteten Anforderungsprofiles erstellt wurde (vgl. Kapitel 7). Aufgrund der Überarbeitung der Inhalte sowie durch die neue und vereinfachte Benutzeroberfläche konnte eine signifikant bessere Bewertung sowohl in der Bedienung als auch der Inhalte beobachtet werden. Dies erklären wir uns unter anderem mit der genauen Ausarbeitung des Anforderungsprofiles für CaseTrain vor dessen Umsetzung in der Programmierung. Außerdem gab es entsprechende Anpassungen des Feature-Sets von Case-Train durch die gewonnenen Erfahrungen mit d3web.Train, welches bis 2008 wiederholt positiv evaluiert wurde (Hörnlein & Puppe, Anforderungsanalyse und Implementierung eines fallbasierten Trainingssystems in der Medizin und anderen Fächern (CaseTrain), 2008) (Helmerich, Hörnlein, & Ifland, 2009) (Hörnlein, Ifland, Klügl, & Puppe, 2009) (CaseTrain - Universität Würzburg).

Es zeigt sich, dass die Abschlussergebnisse verglichen mit Daten der ersten Kurse sich etwas verschlechterten, insgesamt aber auf hohem Niveau verbleiben.

6 Zusammenfassung

Ziel der vorliegenden Untersuchung war die Entwicklung eines fallbasierten Online-Trainingssystems auf der Basis des d3web.Train zur Eingliederung in die Lehre im Fach Rheumatologie sowie dessen Evaluation. Der Trainer wurde als Pflichtkomponente sukzessive in die Lehre eingeführt und dessen Einsatz in drei Stufen evaluiert. Ziel der Integration war eine Verbesserung der studentischen Ausbildung.

Das Programm d3web.Train ist ein Werkzeug zur Erstellung, Darstellung und Vermittlung von medizinischem Wissen. Um dem klinischen Alltag und einer möglichst realitätsnahen Lehre gerecht zu werden, wurden Trainingsfälle nach dem Prinzip des Problem-orientierten-Lernens (POL) auf der Basis echter anonymisierter Patientengeschichten entwickelt und darin die wichtigsten Diagnosen des rheumatologischen Formenkreises abgebildet. Bei der (durch entsprechende Tools unterstützten) Erstellung der Fälle aus ausführlichen Fallberichten auf der Basis von Arztbriefen und der Falldokumentation in den Krankenhausakten sollte sowohl der Aufwand für die Dozenten im Verhältnis zum Nutzen für die Studenten untersucht werden.

Im Lernmodus präsentiert der Trainer den Fall nach der im Klinikalltag typischen diagnostischen Vorgehensweise anhand von Text- und Multimediamaterial, wozu die Studenten Fragen beantworten und Verdachtsdiagnosen eingeben müssen. Das Programm reagiert mit entsprechendem Feedback sowie der Präsentation von Hintergrundwissen und begleitet den Lernenden auf diese Weise durch den Fall bis am Ende eine definitive Diagnose gestellt werden muss. Zum Fallabschluss wird durch das System der komplette Fall erläutert, alle Fragen richtig beantwortet und eine Zusammenfassung geliefert. Insgesamt sind die Fälle eher kurz gehalten, um die Studenten zu motivieren eine größere Anzahl an Fällen zu lösen und deshalb durch mehr Wiederholungen eine Verfestigung des Wissens zu erreichen.

Die 62 an dem Kurs teilnehmenden Studenten erhielten zu Beginn des Kurses eine Einführung in das System. Der Zugriff erfolgte von extern über eigene oder Universitätscomputer. Die Trainingsfälle wurden parallel zu den Themen der Vorlesung freigeschaltet. Am Ende des Kurses erfolgte eine Wissensüberprüfung anhand einer Multiple-Choice-Abschlussklausur, welche an die Trainingskasuistiken angelehnt war. Zwingende Vorbedingung für die Zulassung zur Klausur waren 20 richtig gelöste (Score im Fall ≥ 60%) Kasuistiken. Diese Klausurvoraussetzung wurde von allen 60 Kursteilnehmern erreicht. Gesamthaft wurden knapp 3000 Fallbearbeitungen durch das System gezählt, durchschnittlich wurden pro Teilnehmer im Trainingsmodus 47 Fälle gelöst. Die gemittelte Note pro Fall lag bei rund 2,34. Die Klausur zum erfolgreichen Abschluss des Kurses enthielt 4 Kasuistiken und zusätzlich 10 Multiple-Choice-Fragen zum Gegenstandskatalog der Vorlesung. Alle zugelassenen Studenten bestanden die Klausur.

Die zu Beginn erhobenen Daten zeigen initial generell eine hohe Akzeptanz des Systems, der Fälle und der Lehrmethode sowie aus Gesprächen mit den Teilnehmern heraus während der Einführungsveranstaltung eine gewissen Neugierde gegenüber des neuen Kursdesigns. Aber es gab auch ablehnende und zweifelnde Haltungen.

Im Speziellen zeigten die vor dem Kurs erhobenen Umfragewerte eine große Erwartungshaltung von seitens der Studenten gegenüber dem Lern- und Trainingssystem als Ergänzung der Lehre. Am Ende des Kurses wurden die gleichen Fragen noch einmal gestellt: Es zeigte sich dabei, dass die initial schon recht hohen Erwartungen an das System erfüllt und sogar übertroffen werden konnten. Insbesondere „Zweifler", die dem Programm zuerst ablehnend gegenüberstanden, konnten „überzeugt" werden.

Eine weiteres Kernelement des Kurses und der Evaluation war der Erwerb praktischen Wissens. Zu Semesterbeginn waren die meisten Studenten davon überzeugt, dass die neue Lehrmethode das für den erfolgreichen Abschluss des Kurses geforderte praktische Wissen gut vermitteln könne. Bei der Schlussumfrage nahm die Zahl derjenigen Studenten, die in diesen Lern- und Trainingssystemen ein geeignetes Werkzeug für den Wissenserwerb sehen, zu. Auch hier zeigen die Daten, dass es zum Ende hin weniger ablehnende Haltungen gab.

Zusammenfassend lässt sich festhalten, dass nach Kursabschluss unter den Studenten eine hohe Akzeptanz des Systems, der Fälle und der Lehrmethode herrscht und diese im Kursverlauf noch gesteigert werden konnte. Die Ergebnisse der Abschlussklausur unterstreichen die Nützlichkeit des Einsatzes und den Wissenserwerb durch die Teilnehmer.

Es zeigte sich auch, dass die technische Ausstattung und Computerkompetenz der Studenten zum Zeitpunkt der Kursdurchführung ein Niveau erreicht hat, auf dem fall- und webbasierte Trainingssysteme mit eher geringem Aufwand in die medizinischen Curricula integriert werden können.

Von Dozentenseite her zeigten sich die größten Vorteile des Systems durch eine relativ einfach und schnell zu erstellende Fallbasis anhand bestehender echter Patienten-geschichten. Einmal erstellte Kasuistiken sind mit geringem Aufwand aktualisier- und veränderbar.

6.1 Zusammenfassung der Ergebnisse der weiteren Semester

Im weiteren Verlauf des Kurses über die nachfolgenden Semester zeigte sich eine persistierend hohe Akzeptanz des Systems. Die Umstellung des Trainers auf das nachfolgende Programm CaseTrain - was im folgenden Kapitel 7 präsentiert werden soll - erfolgte zum Wintersemester 2008/09. Die Umsetzung der neuen Trainingssoftware erfolgte nach einem zuvor gründlich erarbeiteten Anforderungsprofil sowie basierend auf den Erfahrungen mit d3web.Train. Dies brachte eine signifikante Verbesserung der Bedienung und eine bessere Bewertung der Inhalte nach deren Überarbeitung und Konvertierung in das neue Format für CaseTrain mit sich.

Die technische Ausstattung im Allgemeinen und damit die durchschnittliche Computerkompetenz der Studenten waren ebenfalls zunehmend sodass die Integration und die technische Weiterentwicklung der Software reibungsarm umgesetzt werden konnten.

Der Anteil der aktiven Benutzer stieg sowohl total als auch relativ. Die Klausurergebnisse sanken etwas im Vergleich zu den ersten Kursen, verblieben jedoch auf einem hohen Niveau.

6.2 Fazit und Ausblick

Insgesamt betrachten wir den ergänzenden Einsatz des fall- und webbasierten Trainingssystems d3web.Train ab 2004/05 sowie dessen Nachfolgeprogramm CaseTrain ab 2008/09 als Pflichtkomponente im Kurs der klinischen Immunologie/Rheumatologie als erfolgreich. Dies wird dadurch belegt, dass das hier dargestellte Konzept nach wie vor in der Lehre in diesem

Fach eingesetzt wird und inzwischen breiten Eingang nicht nur in andere Disziplinen der Medizin, sondern auch in eine Vielzahl anderer Fächer gefunden hat. Die oben dargestellten Daten können den Zuwachs der Benutzer, die Anzahl an Fallbearbeitungen und den Ausbau der diversen Fallsammlungen eindrucksvoll belegen.

Von Dozentenseite her zeigten sich die größten Vorteile des Systems durch eine relativ einfach und schnell zu erstellende Fallbasis anhand bestehender echter Patientengeschichten. Die bereits erstellten Kasuistiken waren mit geringem Aufwand aktualisier- und portierbar im Rahmen der Umstellung auf CaseTrain.

Ein fallbasiertes Lern- und Trainingssystem (hier: d3web.Train sowie nachfolgend CaseTrain) kann die studentische Ausbildung (hier: auf dem Gebiet der Rheumatologie und Immunologie) bereichern und stellt eine attraktive Ergänzung zu den herkömmlichen Lehr- und Lernmethoden dar.

Ausblick: Mit dem Ausbau vor allem der drahtlosen Netzwerke und der langsam aber sicher kommenden ubiquitären Verfügbarkeit des Internet ist dieses weder zeit- noch ortsgebundene Lehr- und Lernmedium im Allgemeinen eine wichtige Ergänzung konventioneller Lehrkonzepte.

7 „CaseTrain" als „Weiterentwicklung" des Trainers

7.1 CaseTrain -Grundlagen

Die Grundlagen für die Entwicklung des nachfolgenden Trainingssystems „CaseTrain" stellen das hier in dieser Studie besprochene d3web.Train sowie die darauf beruhenden Erfahrungen mit dieser Software dar. Das ursprüngliche Programm d3web.Train wurde im Verlauf mehrerer Semester an der Universität Würzburg regelmäßig in der studentischen Ausbildung eingesetzt und wiederholt positiv evaluiert. Im Jahre 2007 wurde im Rahmen eines fächerübergreifenden Projektes zum Einsatz Fallbasierter Trainingssysteme als Blended-Learning eine Neuentwicklung des Autorensystems beschlossen. Die neue Softwareumgebung wurde gemäß eines zuvor gründlich erarbeiteten Anforderungsprofiles erstellt (Hörnlein & Puppe, Anforderungsanalyse und Implementierung eines fallbasierten Trainingssystems in der Medizin und anderen Fächern (CaseTrain), 2008) (Helmerich, Hörnlein, & Puppe, 2008) (Hörnlein, Ifland, Klügl, & Puppe, 2009) (CaseTrain - Universität Würzburg).

7.2 Konzeption und Anforderungen

Bei dem neuen CaseTrain können die Autoren nach wie vor Fälle in einem gängigem Textverarbeitungsprogramm (z.B. Microsoft WORD, Open Office) generieren. Die einzelnen Textbausteine bzw. vorhandenes Multimedia-Material müssen in einer herunterladbaren Textschablone, die die einzelnen Kategorien vorgeben (z.B. Informationstext, Fragen, Antworten, usw.), eingefügt werden. Diese Sequenz der einzelnen Abschnitte gibt den späteren Handlungsstrang des Falles vor. Zu jedem Block besteht wie bei d3web.Train die Möglichkeit, eine oder mehrere Fragen einzubinden. Folgende Antwortmöglichkeiten bestehen (Helmerich, Hörnlein, & Ifland, 2009):

- Single- oder Multiple-Choice-Varianten
- Numerische Eingaben (z. B. Abfrage von Laborwerten - Optionaler Toleranzbereich)
- Worteingaben (Optionale Fehlertoleranz und reguläre Ausdrücke)
- Long-Menu-Fragen

Danach wird der komplette Fall über ein Upload-Tool in ein XML-Format (W3C) transformiert. Zur Interpretation und Ausgabe des generierten XML-Dokumentes kommt der Adobe Flash-Player zum Einsatz (Adobe Systems Incorporated). Die Wahl fiel auf XML und Flash, weil diese Technologien plattformübergreifend bei praktisch allen Browsern bereits vorhanden sind und damit ca. 99% der User die entsprechenden Grundvoraussetzungen ohne zusätzlichen Installationsaufwand für eine Nutzung vorweisen (Adobe Systems Incorporated). Außerdem ist aufgrund der Verwendung von XML eine relativ einfache Portierung der Daten auf ausgewählte andere Trainingssysteme möglich (Hörnlein, Ifland, Klügl, & Puppe, 2009).

Zur Verwaltung der Fälle bzw. der Fallsammlungen wurde die webbasierte Anwendung CaseTrain-Manager geschaffen. Damit können die Fallbearbeitungen evaluiert, Fälle verwaltet, konvertiert und für den Einsatz im Trainingsprogramm freigeschaltet werden. Eine fehlerhafte Konvertierung erzeugt vom System eine Rückmeldung an den User.

Bei der Konzeption des Programmes wurde großer Wert auf möglichst gute Bedienungsfreundlichkeit und Übersichtlichkeit gelegt. Die neue Benutzeroberfläche be-steht aus nur noch einem Fenster und besitzt keine „Pop-up-Windows" mehr. Außerdem wurden einige Funktionen von d3web.Train nicht in den nachfolgenden Trainer übernommen, sodass die Oberfläche „aufgeräumter" wirkt. CaseTrain besitzt insgesamt weniger Schaltflächen. Diese sind aber klarer erkennbar und sollen damit eine einfachere und schnellere Navigation durch die Fälle ermöglichen (Helmerich, Hörnlein, & Ifland, 2009).

Aufgrund des modularen und einfacheren Aufbaus ist ein breiteres Spektrum des Ausgangsmateriales, sprich der „Rohdaten" für den Fall, erlaubt, was z.B. reine Fragensammlungen ermöglicht. Da Autoren- und Ablaufumgebung nicht mehr primär für einen Einsatz in der Medizin entwickelt wurden, besteht mit dem derzeitigen Aufbau die Möglichkeit eines breiteren Einsatzes (in anderen Fachgebieten).

Als einen weiteren wichtigen Vorteil gegenüber dem alten System sehen wir aufgrund der verwendeten und bereits oben erwähnten Technologien und dem Voranschreiten der allgemeinen Leistungsfähigkeit der Systeme eine deutlich geringere Abhängigkeit von den

Servertechnologien beziehungsweise der jeweiligen Serverauslastung. Das bedeutet, dass auch bei vermehrtem Zugriff auf die Fallsammlung ein zügigeres paralleles Arbeiten möglich ist. Einhergehend mit immer schnelleren Internetanbindungen allgemein und breiterer Verfügbarkeit von drahtlosen (mobilen) Netzwerken kann dies als großer Vorteil gegenüber dem Vorgängersystem gewertet werden.

7.3 CaseTrain – Benutzeroberfläche

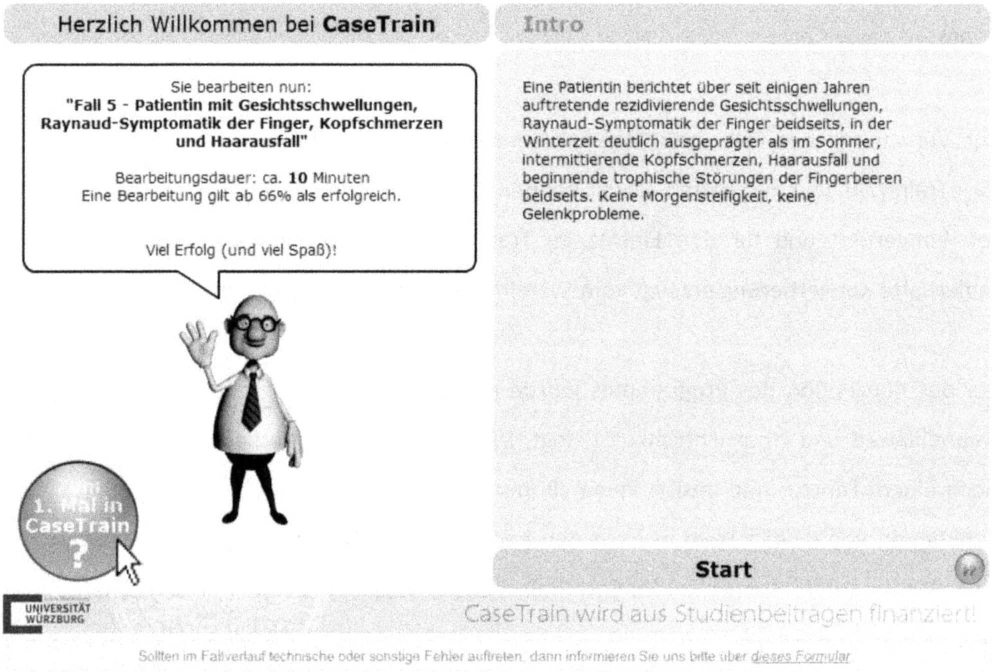

Abbildung 7-36 Screenshot: Begrüßung und Fall-Intro

bisherigen Fallverlauf anzeigen

schlanken LZ.

Aspekt: Deutlicher Tabaksbeutelmund, ansonsten unauffällig, keine Ödeme, kein Ikterus, keine Zyanose, keine Dyspnoe.

Kopf/Hals: verkürztes Zungenbändchen, Teleangiektasien im Dekolleté- und Rückenbereich, ansonsten unauffällig, Schleimhäute reizlos aber trocken, keine Druckschmerzen über den Nervenaustrittspunkten, keine Struma palpabel, keine obere Einflussstauung, keine Lymphknotenvergrößerungen. Für das junge Alter der Patientin doch relativ viele graue Haare, ausgeprägter Haarausfall.

Unauffälliger kardiopulmonaler Auskultationsbefund, keine RGs auskultierbar, Herzaktion regelmäßig, Herzfrequenz peripher und zentral 68/min, Blutdruck bds. 130/70 mmHg.

Abdomen: Tastbefund unauffällig, keine Organomegalie, Darmgeräusche regelrecht, keine Ödeme.

Neurologische Untersuchung unauffällig.

Beginnende trophische Störungen der Fingerbeeren bds., diskrete Abzeichnung von Hautveränderungen, sämtliche Finger sehr kalt, deutliche Raynaud-Symptomatik an den Fingern und Zehen. Beginnende Hautnekrosen am Finger Digitus II und III links.

Akt.
Erg.

0%

Frage 1

Welche Verdachtsdiagnosen stellen Sie?

2 Antworten werden erwartet.

- ☐ Entzündlich-rheumatische Erkrankungen
- ☐ Degenerative Wirbelsäulenerkrankungen
- ☐ Degenerative Gelenkerkrankungen
- ☐ Degenerative Weichteilerkrankungen
- ☐ Primär nicht rheumatologische Erkrankungen
  - ☐ Psoriasis vulgaris
  - ☐ M. Crohn

Suche: _____ vergrößern

Zur Bedienung: Klicken Sie auf das Dreieck neben einer Antwort, um weitere Antworten anzuzeigen.

Eintragen

UNIVERSITÄT
WÜRZBURG

CaseTrain wird aus Studienbeiträgen finanziert

Sollten im Fallverlauf technische oder sonstige Fehler auftreten, dann informieren Sie uns bitte über dieses Formular

Abbildung 7-37 Screenshot: Körperlicher Untersuchungsbefund

bisherigen Fallverlauf anzeigen

- ☐ === Urinsediment - FACS
- Erythrozyten (U)   11   10   Ery/µl
- Erythrozytenmorphologie (U)   RBCn
- Erythrozytenmorphologie (U)   normozytär
- Epithelien (U)   20   Epi/µl
- Conductivität (U)   23   mS/cm

Patient	
Code-Nr	641-784
Name	
Geburtsdatum	
Alter	74 (Erwachsenen)
Geschlecht	Weiblich
Kunde	MP&A

Analysenresultat   (Pos.: 03 / 06)

Akt.
Erg.

25%

Frage 2

Wie bewerten Sie die Serumelektrophorese der Patientin?

○ Monoklonale Gammopathie

○ Oligo- bis polyklonale Gammopathie

○ Befund wie bei einer Leberzirrhose

○ Ausgeprägte akute-Phase-Reaktion (massive akute Entzündung)

● Unspezifischer nicht wegweisender Befund

Eintragen

UNIVERSITÄT
WÜRZBURG

CaseTrain wird aus Studienbeiträgen finanziert

Sollten im Fallverlauf technische oder sonstige Fehler auftreten, dann informieren Sie uns bitte über dieses Formular

Abbildung 7-38 Screenshot: Untersuchungsauswahl – Labor

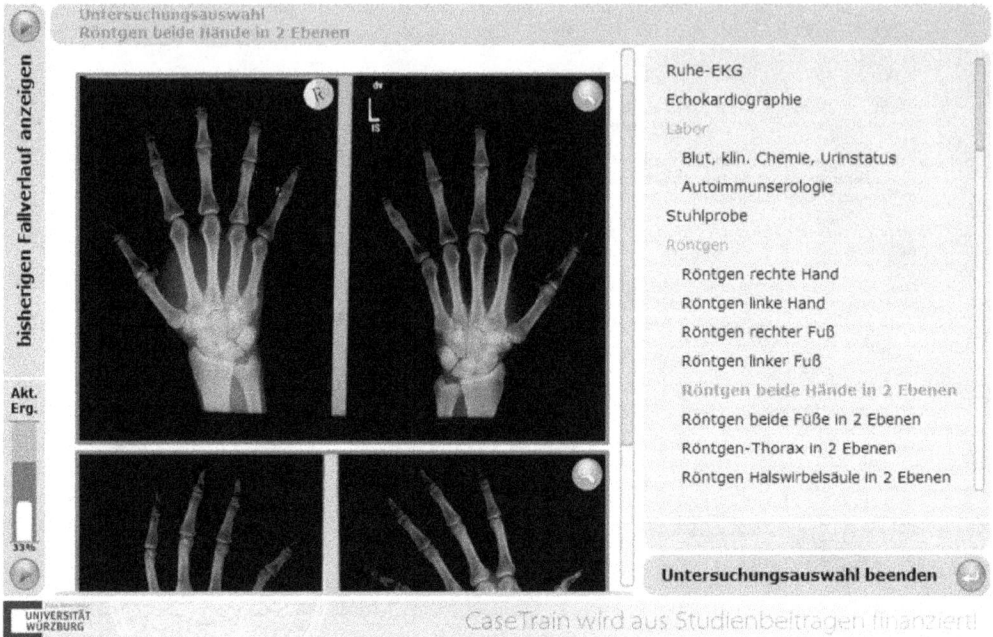

Abbildung 7-39 Screenshot: Untersuchungsauswahl – Röntgen

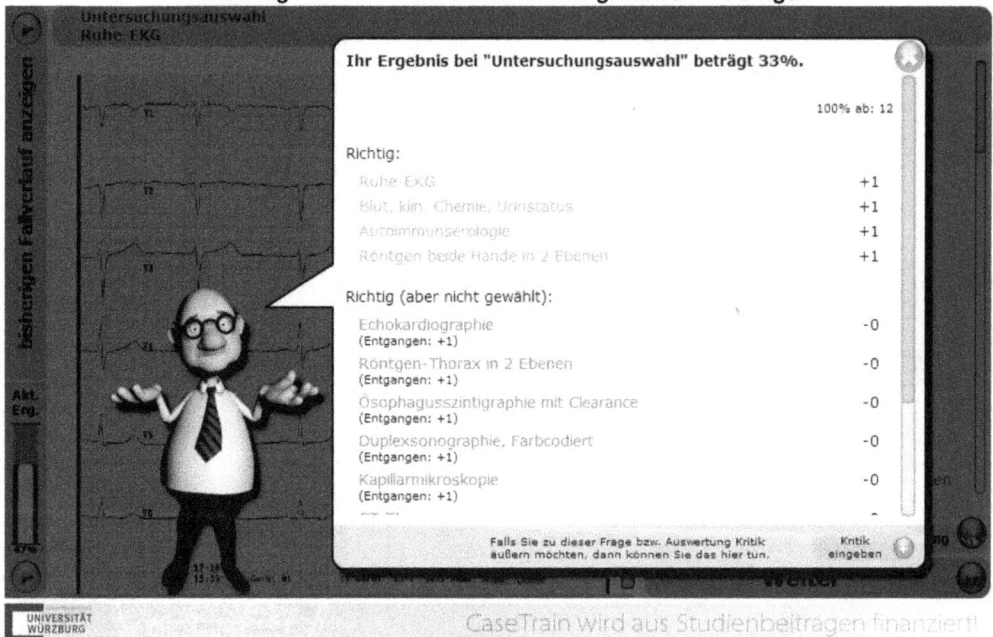

Abbildung 7-40 Screenshot: Untersuchungsauswahl – Ergebnis und Feedback

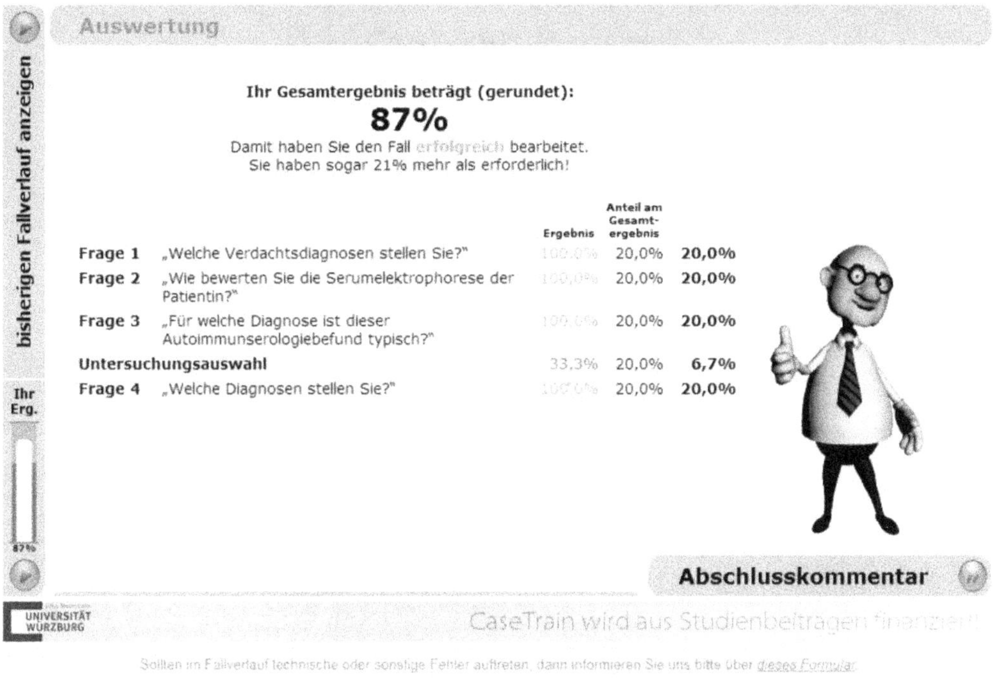

Abbildung 7-41 Screenshot: Auswertung und Fallabschluss

7.4 Einsatz von CaseTrain

Das Programm wurde im Wintersemester 2007/08 zum ersten Mal produktiv eingesetzt und ist seit diesem Zeitpunkt fester Bestandteil der Lehre an der Universität Würzburg. Zum Sommersemester 2009 standen insgesamt etwas mehr als 1100 Fälle aus zum Teil sehr unterschiedlichen Fachrichtungen, wie z. B. Medizin, Jura, Wirtschaftswissenschaften, Theologie, Pädagogik und Psychologie, zur Verfügung. Seit der Einführung wurden all diese oben genannten Fälle von bislang mehr als 3500 Studenten insgesamt über 90.000 Mal bearbeitet. Mit steigender Tendenz. Durchschnittlich betrug die Fallbearbeitungsdauer über alle Fälle gemittelt ca. 13 Minuten. Dabei zeigen sich deutliche fachspezifische Inhomogenitäten. Während einfach zu vermittelnde Zusammenhänge eher kurze Fälle und eine rasche Bearbeitungszeit bedeuten, dauern insbesondere komplexe Fälle, z. B. mit mathematisch-statistischen Aufgabenstellungen, signifikant länger (Helmerich, Hörnlein, & Ifland, 2009) (CaseTrain - Universität Würzburg). Die untenstehende logarithmische Grafik soll insbesondere die Entwicklung der Fallsammlung und der Benutzer verdeutlichen.

Nutzungs-Statistik CaseTrain

Benutzer gesamt
Anzahl der Fälle
Fallbearbeitungen
erfolgreiche Fallbearbeitungen

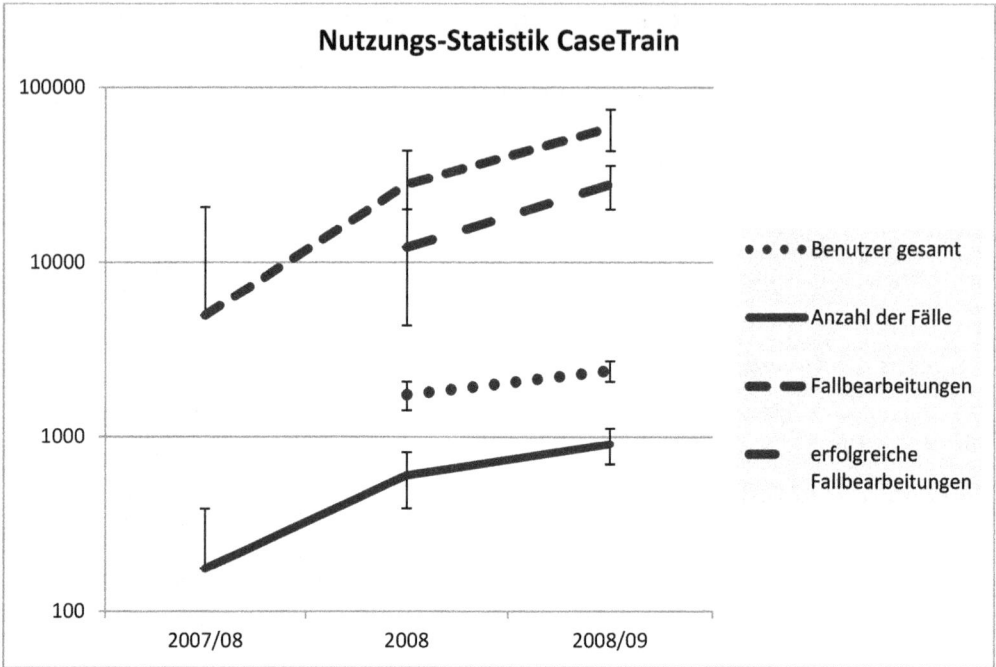

Diagramm 7-35 Nutzungs-Statistik CaseTrain

7.5 Evaluation

Damit auch in der weiteren Entwicklung eine kontinuierliche Verbesserung der zugrundelie-genden Technik und der Inhalte erfolgen kann, wurde von Beginn an auf eine möglichst standardisierte Implementierung der Evaluationskomponenten geachtet. Die Erhebung dieser Daten pro jeweiligem Semester findet auf folgenden 4 Ebenen statt:

- Analyse der Fallbearbeitungen durch Auswertung der serverseitigen Log-Daten
- Kurzer elektronischer Evaluationsfragebogen am Ende jeder Fallbearbeitung
- Ausführlicher schriftlicher Evaluationsfragebogen zum Abschluss eines jeden Kurses
- Analyse der Prüfungsergebnisse

Zusätzlich besteht für die Studenten die Möglichkeit, Feedback an die Autoren über Frei-Text-Formulare zu geben, z.B. bei technischen Problemen.

Verglichen mit dem steten Anstieg der Benutzerzahlen fällt die überproportionale Zunahme der Fallbearbeitungen auf, was als Indiz für eine eher breite und gute Akzeptanz des Systems als Ergänzung der klassischen Lehre aufgefasst wird. In jedem Falle sind jedoch weitere

Untersuchungen notwendig, um den Lernerfolg sowie die Annahme des Programmes durch die Studenten besser untermauern zu können. Außerdem sollen die Evaluationen der Qualitätssicherung und dem Ausbau der softwareseitigen Möglichkeiten dienen. Eine zentrale Rolle nimmt hierbei der bereits zuvor erwähnte CaseTrain-Manager ein, dessen integrierte umfangreiche Analysekomponente genaue Betrachtungen der einzelnen Fallbearbeitungen bis hin zum Antwortverhalten des Users bei einzelnen Fragen erlauben. Bestimmte Voraussetzungen, Fehlerquellen oder softwareseitige Hindernisse, die zum Abbruch eines Falles vor dessen Beendigung führen, sollen hiermit identifiziert werden können und nach Möglichkeit - im Sinne qualitätssichernder Maßnahmen - behoben werden. (Helmerich, Hörnlein, & Ifland, 2009).

7.6 Ergebnisse

Im Wintersemester 2008/09 wurden ca. 5000 Rückmeldungen durch den Standard-Evaluationsblock am Ende jedes Falles des CaseTrain-Players erfasst. Darin wurden die Qualität der Fälle im Durchschnitt mit der Schulnote 2,0 und die Bedienung mit 1,9 bewertet.

Außerdem wurde eine Evaluation mit Fragebögen durchgeführt. Insgesamt 686 Studenten aus 13 verschiedenen Lehrveranstaltungen waren beteiligt. Die Bedienung des Trainers wurde mit durchschnittlich 1,5 (auf einer Skala von 1 (einfach) bis 5 (kompliziert)) beurteilt. Ebenso wurden die Fallinhalte als überwiegend positiv bewertet sowie die Frage zu einem gewünschten Ausbau des Angebotes auf weitere Lehrveranstaltungen klar mit „Ja" (96%) beantwortet. Die Gesamtnote des Systems betrug in der Evaluation mit Fragebogen „gut" (2,3) (Helmerich, Hörnlein, & Ifland, 2009) (Hörnlein, Ifland, Klügl, & Puppe, 2009).

Ebenfalls von großer Bedeutung für die Einschätzung des Erfolgs eines eLearning-Systems ist eine subjektiv bessere Vorbereitung auf die Prüfung bzw. auf den Beruf durch den Einsatz des Trainers. Im Falle von CaseTrain befanden nur etwa 21% der Teilnehmer, dass der Trainer gar keinen oder nur einen gering positiven Einfluss auf eine bessere Vorbereitung hatte. In manchen Fachrichtungen wurden hierzu weiterführende Untersuchungen durchge-führt. Man konnte darin zeigen, dass Studenten, die den Trainer zur Vorbereitung auf die Abschlussprüfung genutzt hatten, signifikant besser abschnitten als jene Studenten, die den

Trainer nicht genutzt hatten. Dies gibt Hinweise darauf, dass durch den Einsatz des Trainers Wissen nicht nur durch Wiederholung, sondern auch aufgrund der Transfereffekte des problemorientierten Lernens vermittelt werden kann (Helmerich, Hörnlein, & Ifland, 2009) (Hörnlein, Ifland, Klügl, & Puppe, 2009).

7.7 Ausblick

Im Gegensatz zu dem im Trainer vernetzten, multimedial dargestellten und fallbasierten Vorlesungsstoff besteht die Abschlussprüfung am Ende des Semesters (klassischerweise) nach wie vor aus einer normalen Klausur mit MC-Fragen. Langfristiges Ziel der Autoren des Systems ist es, einen sicheren, ausfallgeschützten und fairen Prüfungsmodus in den Trainer zu integrieren. Dies kann mehrere Vorteile vor allem auf Seiten der Dozenten zur Folge haben. Ist eine solche elektronische Prüfung erst einmal etabliert, könnte die Prüfungsdurchführung im Allgemeinen, speziell jedoch die Korrektur und die Archivierung der Prüfungen, erleichtert werden. Weiterer Vorteil ist die Erweiter- und Gestaltbarkeit des Systems. Durch mögliche Kooperationen mit anderen Universitäten könnten wertvolle Synergien genutzt werden. Es besteht jedoch initial der Zwang zu erheblichen Investitionen, um eine solche Umgebung schaffen zu können. Langfristig jedoch könnten die Vorteile eines solchen elektronischen Systems überwiegen (Helmerich, Hörnlein, & Ifland, 2009) (Hörnlein, Ifland, Klügl, & Puppe, 2009).

8 Literaturverzeichnis

d3web.Train. (2008). Abgerufen am 26. 09 2008 von d3web.Train: Fallbasierte Intelligente Trainingssysteme für die Diagnostik: www.d3webtrain.de

Java (Programmiersprache). (2008). Abgerufen am 26. 09 2008 von Wikipedia: http://de.wikipedia.org/wiki/Java_(Programmiersprache)

Java (Technik). (2008). Abgerufen am 26. 09 2008 von Wikipedia: http://de.wikipedia.org/wiki/Java_(Technik)

LISP. (2008). Abgerufen am 26. 09 2008 von Wikipedia: http://de.wikipedia.org/wiki/LISP

Adobe Systems Incorporated. (kein Datum). *Adobe Flash Player.* Abgerufen am 25. January 2011 von http://www.adobe.com/de/products/flashplayer/

Adobe Systems Incorporated. (kein Datum). *Adobe Photoshop Familie.* Abgerufen am 26. 09 2008 von Adobe Deutschland: http://www.adobe.com/de/products/photoshop/family/?promoid=BPBCW

Barrows H.S. (1986). A taxonomy of problem-based learning methods. *Med Educ,* 481-6.

Bertelsmann Stiftung, Heinz Nixdorf Stiftung (Hrsg.). (2001). *Studium online, Hochschulentwicklung durch neue Medien.* Gütersloh: Verlag Bertelsmann Stiftung.

Betz C. (2001). *Wissensbasierte Trainingssysteme: Wissens- und Studentenmodelle.* Würzburg: Universität Würzburg.

Betz C., B. H.-P. (2004). *Generierung diagnostischer Trainingsfälle aus Arztbriefen.*

Bulmahn, E. (08. 02 2000). Lehren und Lernen in Zeiten des Internet. Karlsruhe: Bundesministerium für Bildung und Forschung, Bonn.

Bundesministerium für Gesundheit. (27. Juni 2002). *Approbationsordnung für Ärzte 2002*. Von http://www.bmg.bund.de/cln_042/nn_1168248/SharedDocs/Downloads/DE/GV/GT/ Gesundheitsberufe/3-Approbationsordnung-fuer-aerz-,templateId=raw,property= publicationFile.pdf/3-Approbationsordnung-fuer-aerz-.pdf abgerufen

Bundesnetzagentur. (2008). *Breitbandanschlüsse in der BRD 2001-2007*. Von http://www.bundesnetzagentur.de/media/archive/12489.pdf abgerufen

CAMPUS - Medizinische Fakultät Heidelberg. (2008). *CAMPUS*. Abgerufen am 15. 01 2011 von CAMPUS: Computergestützte Aus- und Weiterbildung in der Medizin mit dem flexiblen und simulativen fallbasierten System CAMPUS: http://campus.fh-heilbronn.de

Canon. (2008). *CanoScan 3200F*. Abgerufen am 26. 09 2008 von Canon Deutschland: http://www.canon.de/for_home/product_finder/scanners/Flatbed_with_Film_Scanning/Ca noScan_3200F/index.asp

CaseTrain - Universität Würzburg. (kein Datum). *CaseTrain*. Abgerufen am 28. January 2011 von CaseTrain - Fallbasiertes Training online: http://casetrain.uni-wuerzburg.de/index.shtml

CASUS - INSTRUCT AG. (kein Datum). *CASUS*. (I. AG, Herausgeber, I. AG, Produzent, & INSTRUCT AG) Abgerufen am 15. 01 2011 von CASUS: http://www.casus.eu

Cook D.A., D. D. (2006). Impact of Self-Assessment Questions and Learning Styles in Web-Based Learning: A Randomized Controlled Crossover Trial. *Acad. Med.*, 81: 231-238.

Creß U., B. B. (2002). Online-Lernmaterialien in der Hochschullehre: Wie Studierende sie nutzen und beurteilen - Ergebnisse einer Evaluationsstudie. Psychologisches Institut, Eberhard-Karls-Universität Tübingen.

Daetwyler C., L. P. (1999). *Der Stellenwert der Neuen Medien im Medizinstudium. Beitrag anlässlich der Wintertagung der GMA*. Von http://www.aum.iawf.unibe.ch/did/vor/gma/wintertagung99.htm abgerufen

Dawabi P., W. M. (2004). Modellierung von Blended Learning Szenarien. In S. S. Engls G., *DeLFI 2004: Die 2. e-Learning Fachtagung Informatik, Lecture Notes in Informatics (LNI) - Proceddings* (S. 115-126). Bonn.

Faulhaber, S. (1996). *Einsatz und Entwicklung von computergestützten Lernprogrammen in der medizinischen Aus- und Weiterbildung. Studienarbeit der Informatik an der Universität Würzburg.* Würzburg.

Fischer, M. (2000). CASUS - An Authoring and Learning Tool Supporting Diagnostic Reasoning. In D. C., *Use of Computers in Medical Education (Part II), Zeitschrift für Hochschuldidaktik* (S. 87-98). Daetwyler.

Fischer, M. (2001). Problemorientiertes Lernen in der Medizin mit dem CASUS/ProMEdiWeb-Lernsystem. In P. R. Mandl H., *Lernmodelle der Zukunft am Beispiel der Medizin* (S. 113-125). München: Höfling S., Hans-Seidel-Stiftung e.V.

Fischer, M. R. (2004). *Caseport.* (K. I. Medizinische Klinik, Herausgeber) Abgerufen am 15. 09 2010 von Caseport: www.caseport.de

Frey P, H. D. (2000). *The use of print and non-print learning resources among medical students: a survey.* Von Das Institut für Medizinische Lehre (IML): www.aum.iawf.unibe.ch/did/for/AMEE1.pdf abgerufen

FujiFilm. (2008). *FinePix F601 Zoom.* Abgerufen am 26. 09 2008 von Fujifilm Deutschland: http://www.fujifilm-digital.de/51__40000133.html

Gemeinschaften, K. d. (2000). *Memorandum über Lebenslanges Lernen.* Brüssel: Kommission der europäischen Gemeinschaften.

GMDS-AG. (2008). Von Deutsche Gesellschaft für Medizinische Informatik, Biometrie und Epidemiologie e.V. (GMDS): www.gmds.de abgerufen

Heid J, H. B. (2009). Demonstration of the CAMPUS Virtual Patient System. *Bio-Algorithms and Med-Systems Vol 5, No. 9,*, 68.

Helmerich, J., Hörnlein, A., & Ifland, M. (2009). CaseTrain – Konzeption und Einsatz eines universitätsweiten fallbasierten Trainingssystems. Gesellschaft für Medien in der Wissenschaft (GMW).

Helmerich, J., Hörnlein, A., & Puppe, F. (2008). *CaseTrain – ein universell einsetzbares System für fallbasiertes Training in der universitären Lehre.* Würzburg: Lehrstuhl für BWL und Wirtschaftsinformatik & Lehrstuhl für Künstliche Intelligenz und Angew. Informatik der Universität Würzburg.

Hesse F.W., S. S. (2003). Internet-Based Teleteaching. In L. J. Krank W., *Media: Technology, History, Communication, Aesthetics. An International Handbook of International Research. Handbook of Linguistics and Communication Science.* Berlin: de Gruyter.

Hmelo C.E., E. D. (2000). Problem-based learning: Gaining insights on learning interactions through multiple methods of inquiry. In H. C. Evensen D.H., *Problem-based learning. A research perspective on learning interactions* (S. 1-16). Mahwah: Lawrence Erlbaum Associates.

Hörnlein A., B. C. (2002). Redesign eines generativen, fallbasierten Trainingssystems für das WWW in d3web.Train. In B. J., F. M.R., L. F.J., P. F., & W. M., *Rechnergestützte Lehr- und Lernsysteme in der Medizin: Proceedings zum 6. Workshop der GMDS AG Computergestützte Lehr- und Lernsysteme in der Medizin, FH Ulm, 11.-12. April 2002.* Aachen: Shaker Verlag.

Hörnlein, A. R. (2004). Semantische Annotierung von Arztbriefen zur Generierung diagnostischer. In *Proc. of 2. Deutsche e-Learning Fachtagung der Gesellschaft für Informatik (DELFI-2004).* Springer.

Hörnlein, A., & Puppe, F. (2008). Anforderungsanalyse und Implementierung eines fallbasierten Trainingssystems in der Medizin und anderen Fächern (CaseTrain). Lehrstuhl für Künstliche Intelligenz und Angew. Informatik, Universität Würzburg.

Hörnlein, A., Ifland, M., Klügl, P., & Puppe, F. (2009). Konzeption und Evaluation eines fallbasierten Trainingssystems im universitätsweiten Einsatz (CaseTrain). *GMS Med Inform Biom Epidemiol.*

Huwendiek S, R. F. (2008). Vergleich von klassischem Problem-orientiertem Lernen und Blended Learning mit Virtuellen Patienten. *GMS Z Med Ausbild.*
Ifland, M. (2008). *CaseTrain: ein Fallplayer für virtuelle Trainingsfälle imWeb und seine fachübergreifende Evaluation an der Universität Würzburg.* Würzburg.

INMEDEA. (kein Datum). *INMEDEA.* (INMEDEA GmbH) Abgerufen am 15. 01 2011 von http://www.inmedea.com/de/index.html

Janssen-Noordman Ameike M B, D. A. (2007). Students' perceptions of early patient encounters in a PBL curriculum: A first evaluation of the Maastricht experience. *Med Teach.*, 135-142.

Keysser G, Z. J. (2004). Rheumatology: Integration into student training--the RISA- Study. Results of a survey exploring the scale of education and training in rheumatology at German universities. *Z Rheumatol.*, 160-6.

Kim S., P. W. (2006). A conceptual framework for developing teaching cases: a review and synthesis of the literature across disciplines. *Med. Educ.*, 867-76.

Kraemer D., R. S. (2004). *Evaluation of a novel case-based Training-Program (d3web.Train) in Hematology.* Würzburg.

Langer I., S. S. (1998). Learning at the computer: evaluation of an intelligent tutoring system. *Eur J Med Res*, 119-26.

Lawless K.A., B. S. (1997). Multimedia learning environments: Issues of learner control and navigation. *Instructional Science*, 117-135.

Lehrstuhl für Künstliche Intelligenz und Angewandte Informatik der Universität Würzburg. (kein Datum). *d3web.Train*. (F. Puppe, & A. Hörnlein, Herausgeber) Abgerufen am 22. Februar 2007 von d3web.Train: http://www.d3webtrain.de/

Leonhardt-Huober H., K. V. (kein Datum). *KombiNiere: Ein problemorientiertes Lernprogramm im medizinischen Unterricht.* Ulm: Innere Medizin II, Universität Ulm, Zentralinstitut für Biomedizinische Technik.

Leven F.J., B. M. (2006). E-Learning in der Medizinerausbildung in Deutschland: Status und Perspektiven. *GMS Med Inform Biom Epidemiol.*

Liebhardt H, B. P. (2005). Dokumentation der Zielgruppen und Bedarfsanalyse. *GMS Z Med Ausbild.*

LRSMed. (2008). *Learning Resource Server Medizin Universität Essen*. Von http://www.lrsmed.de/: http://www.lrsmed.de/ abgerufen

Maleck M., F. M. (2001). Do Computers teach better? A media comparison study for case-based teaching in radiology. *Radiographics*, 1025-1032.

Marchionini G. (1990). Evaluating Hypermedia-Based Learning. In M. H. Jonassen D.H., *Designing Hypermedia for Learning.* Berlin, Heidelberg: Springer Verlag.

Merz A.-K., R. F. (2002). MedicCaseML: XML Austauschformat für CBT Systeme in der medizinischen Aus- und Weiterbildung. In B. e. al..

Microsoft. (kein Datum). Abgerufen am 26. 09 2008 von Microsoft Office: http://office.microsoft.com/de-de/default.aspx

Puppe F., A. J. (2003). Rechnergestützte Lehr- und Lernsysteme in der Medizin. In A. J. Puppe F., *Proceedings zum 7. Workshop der gmds-AG Computergestützte Lehr- und Lernsysteme in der Medizin, Universität Würzburg April 2003.* Aachen: Shaker Verlag.

Reimer S, H. A. (2006). Assessment of a case-based training system (d3web.Train) in rheumatology. *Rheumatol Int.*, 942-8.

Reimer S., H. A.-P. (2005). *Evaluation of a Case-Based Training System (d3web.Train) in Rheumatology.* Würzburg.

Reimer S., K. C.-P. (2004). d3web.Train: Erste Evaluationsergebnisse zum Einsatz in der Medizinerausbildung an der Medizinischen Poliklinik der Universität Würzburg. In P. e. al.

Reinhardt, B. (1999). *Generierung flexibler intelligenter Trainingssysteme.* Würzburg: Reinhardt, Bettina.

Reinhardt, B. (2000). *Didaktische Strategien in generierten Trainingssystemen.* Berlin: Akademische Verlagsgesellschaft.

Rettig, J. (18. December 2007). Emerging markets closing the gap on developed countries in the race for international acquisitions. Zurich, Switzerland: KPMG.

Riedel J. (2003). *Integration studentenzentrierter fallbasierter Lehr- und Lernsysteme in reformierten Medizinstudiengängen [Inauguraldissertation].* Heidelberg.

Ruderich F., R. J. (2002). CAMPUS in der Praxis – Evaluation des Einsatzes im Rahmen eines pädiatrischen Praktikums. In B. J., F. M.R., L. F.J., P. F., & W. M., *Rechnergestützte Lehr- und Lernsysteme in der Medizin: Proceedings zum 6. Workshop der GMDS AG Computergestützte Lehr- und Lernsysteme in der Medizin, FH Ulm, 11.-12. April 2002* (S. 87-96). Aachen: Shaker Verlag.

Ruiz, J., Mintzer, M., & Leipzig, R. (2006). The impact of E-learning in medical. *Acad Med. 81(3)*, 207-212.

Schewe S., Q. T. (1996). Evaluation of a knowledge-based Tutorial program in rheumatology - a part of a mandatory course in internal medicine. In *Proceedings of 3rd Int. Conf. on Intelligent Tutoring Systems (ITS-96)* (S. 531-539). Springer Verlag.

Schmidt, H. G. (1998). Problem-based learning: does it prepare medical students to become better doctors? *Med J Aust*, 429-430.

Scholz W, F. U. (2006). Ulmer Qualitätskriterienkatalog für medizinische Lernprogramme. *GMS Z Med Ausbild.*, 23(1):Doc17.

Simonsohn A., F. M. (2003). Fallbasiertes computergestütztes Lernen in der Inneren Medizin an der Universität München: Erfolgreiche Integration oder überflüssiger Zusatz? In P. e. al., *Rechnergestützte Lehr- und Lernsysteme in der Medizin (Proceedings zum 7. Workshop der GMDS AG Computergestützte Lehr- und Lernsysteme in der Medizin, Universität Würzburg, 3.-4. April 2003)* (S. 231-242). Aachen: Shaker Verlag.

Simonsohn A., F. M. (2004). Evaluation of a case-based computerized learning program (CASUS) for medical students during their clinical. *Dtsche Med Wochenschr 129*, 552-556.

Specker C., R. J. (1998). RheumaNet - a novel Internet-based rheumatology information network in Germany. *Br J Rheumatol*, 1015-9.

Starkloff P., R. P. (2001). *VIROR TP3 Evaluationsbericht: Das Computerlernprogramm CAMPUS in der Medizinerausbildung der Pädiatrie an der Universität Heidelberg.*

Statistik, B. f. (2008). *Anteil privater Haushalte mit PC oder mit Internetzugang 2002-2006.* Von Bundesamt für Statistik: http://www.destatis.de/jetspeed/portal/cms/Sites/destatis/ Internet/DE/Grafiken/WirtschaftsrechnungenZeitbudgets/Diagramme/PCInternet.psml abgerufen

Thömen, D. (kein Datum). *Definition Problemorientiertes Lernen*. Von Charité Berlin: http://www.charite.de/rv/reform/Definition.html abgerufen

W3C. (kein Datum). *Extensible Markup Language (XML) 1.0 (Fifth Edition)*. Abgerufen am 25. January 2011 von World Wide Web Consortium (W3C): http://www.w3.org/TR/xml/

Wass V., V. d. (2001). Assessment of clinical competence. *Lancet*, 945-9.

Weidenmann B. (1995). Multicodierung und Multimodalität im Lernprozess. In K. P. Issing L.J., *Information und Lernen mit Multimedia* (S. 65-84). Psychologie Verlags Union.

Wikipedia. (2008). *DRGs*. Abgerufen am 28. 09 2008 von Wikipedia: http://de.wikipedia.org/wiki/Diagnosis_Related_Groups

Wikipedia. (2008). *Konstruktivismus (Lernpsychologie)*. Abgerufen am 28. 09 2008 von Wikipedia: http://de.wikipedia.org/wiki/Konstruktivismus_(Lernpsychologie)

Zumbach J., M. A. (2000). Wie beurteilen Studierende CBT-Module? Evaluation von Trainingsprogrammen in der Chirurgie. In N. D. Koop A., *CBT in der Medizin* (S. 113-125). Aachen: Shaker Verlag.

Danksagung

Mein Dank gilt im Besonderen:

Prof. Dr. med. Christian Kneitz

Dr. med. Stanislaus Reimer

Prof. Dr. Frank Puppe

Dipl. Inf. Alexander Hörnlein

Livia Kistler